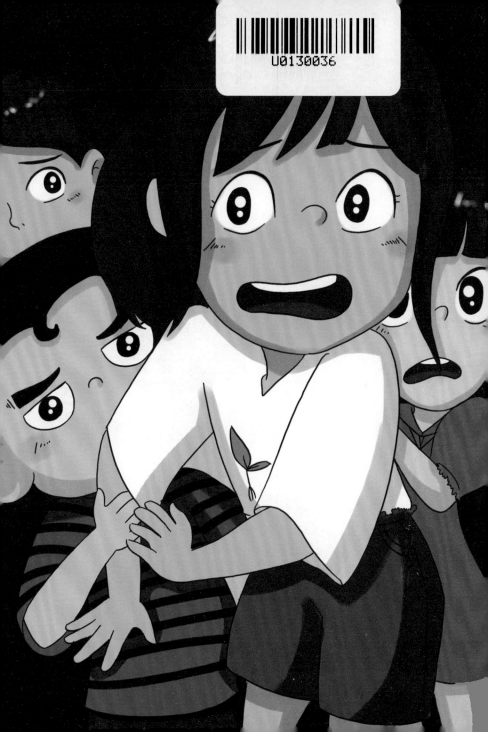

小茯苓被各种奇怪的梦所困扰。为了揭开梦的秘密，小茯苓带着爸爸和伙伴们走入一个闪烁着光的黑洞，进入了一个神秘而又混乱的世界。在这个世界，他们见到了一些奇怪的人，遭遇了可怕的无形人，也得到了侠士相助。

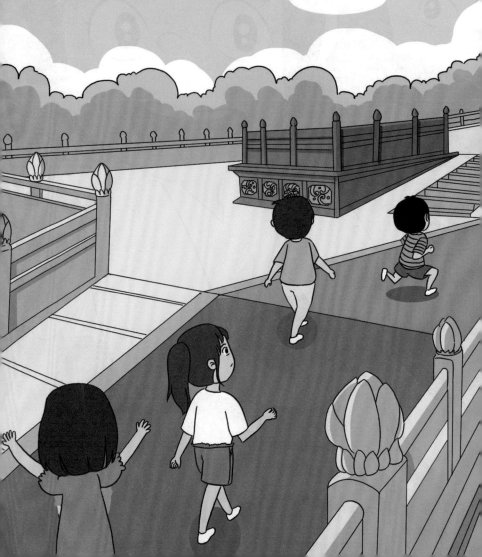

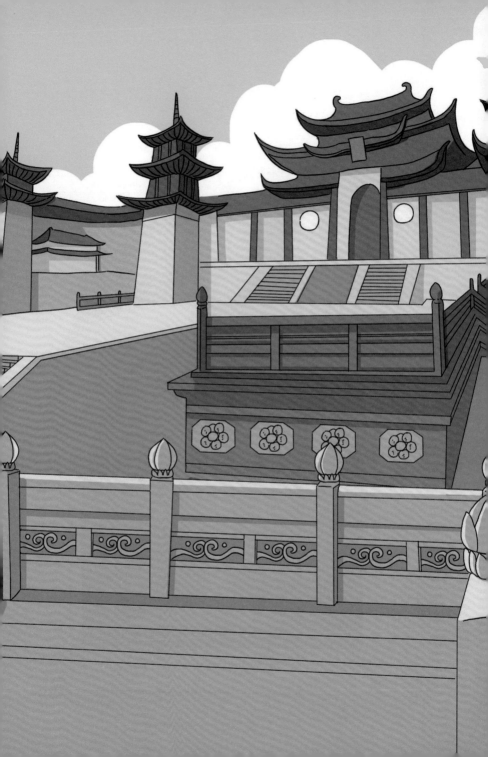

这些奇怪的人是谁？可怕的无形人又是谁？这个
神秘世界混乱的谜底到底是什么？小茯苓他们会
战胜可怕的无形人吗？能顺利逃离这个神秘的世
界吗？

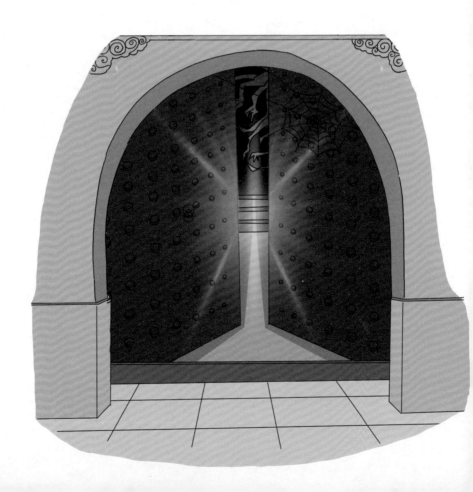

目录

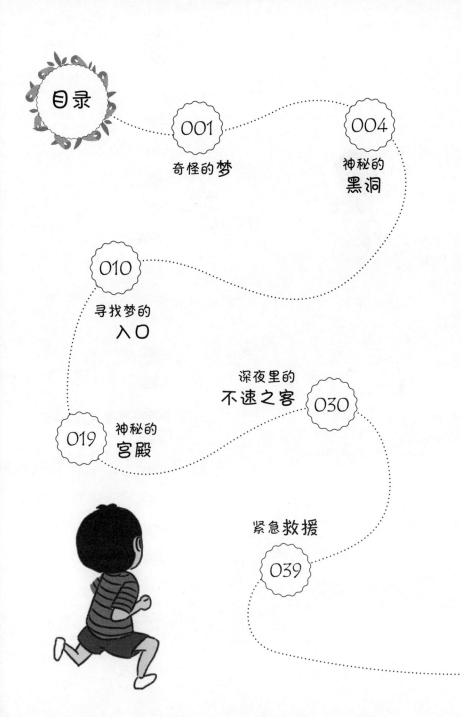

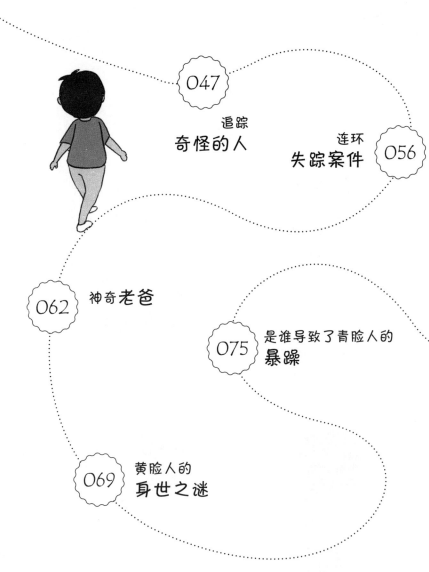

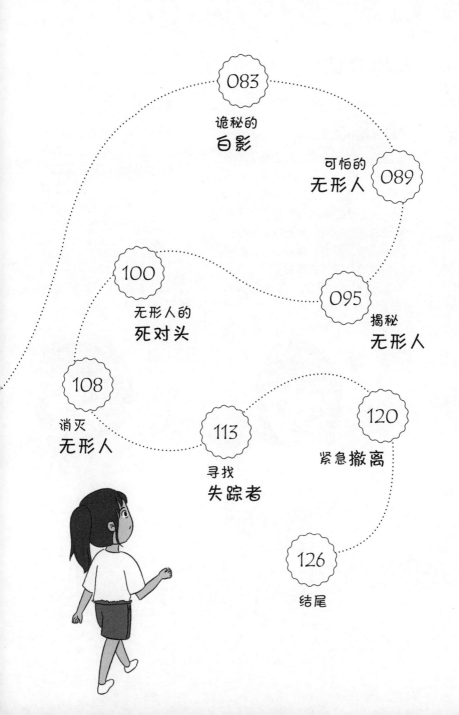

人物介绍

小茯苓

爸爸是位中医大夫，给她起了个名字——小茯苓，希望她能像松树旁的一团灵气。小茯苓从小就与别人不一样，她的小脑袋里充满了各种稀奇古怪的想法，总是做着与众不同的事情。在小伙伴心目中，她是个标准的女汉子，路见不平，拔刀相助，但有点小粗心，也有些小急躁。

林夏夏

毛毛口中的"大小姐"，大家心中的乖乖女，胆子小，身体弱，刚开始探险时，总会出一些让人担忧的状况。这样一个文静胆小的女孩子，能跟随小伙伴们完成探险任务吗？

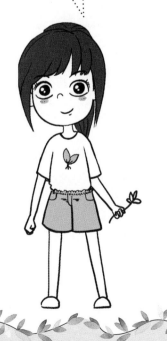

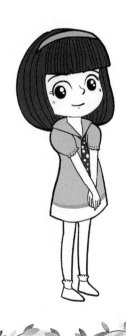

田小七

小茯苓心中的偶像，高高的帅小伙，爱帮助别人，幽默风趣，知识渊博。虽然看起来很自信，但害怕失败，不敢挑战新事物，只愿意做那些有把握的事情，小茯苓能改变他吗？

毛毛

小伙伴心目中标准的调皮孩子，自认为是个学渣，但好奇心强。在探险的过程中，他既领悟到知识的神奇魅力，也状况百出，面对强悍自己多倍的敌人，他能否化险为夷呢？

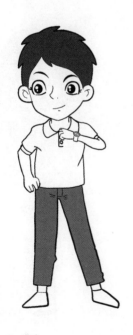
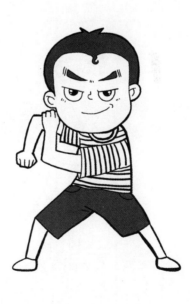

小茯苓爸爸

神奇的中医大夫，善于处理各种问题。突然有一天，爸爸发现了小茯苓的异常，于是跟着小茯苓，进入了闪烁的黑洞，走入了神秘的宫殿，变成了让大家惊讶的神奇老爸！那么，神奇老爸能否带着孩子们成功逃离宫殿？

小茯苓妈妈

非常疼爱小茯苓，细心照顾她，生怕她有一点的闪失，却万万没有想到，小茯苓带着伙伴们就在家里诡秘地失踪了。

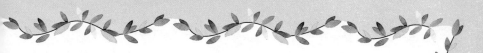

红脸圆胖子

神秘宫殿里的君主，圆圆胖胖的身体。小茯苓不认识他，但他对小茯苓却非常温柔，和小茯苓仿佛是旧相识，他们之间到底是什么关系呢？

青脸人

一个急躁的人，怒火被小茯苓多次点燃，常常和小茯苓碰撞出火花，但见了林夏夏，他却成了一个手足无措的人，这是为什么？

黄脸人

从小茯苓见到他第一眼起，他就是一副很虚弱的样子，他究竟为什么这样？他为什么极力隐瞒可怕无形人的身世？

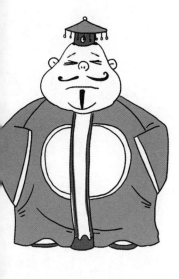

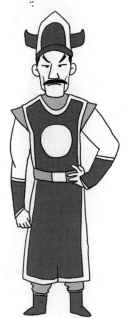

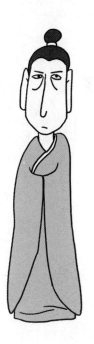

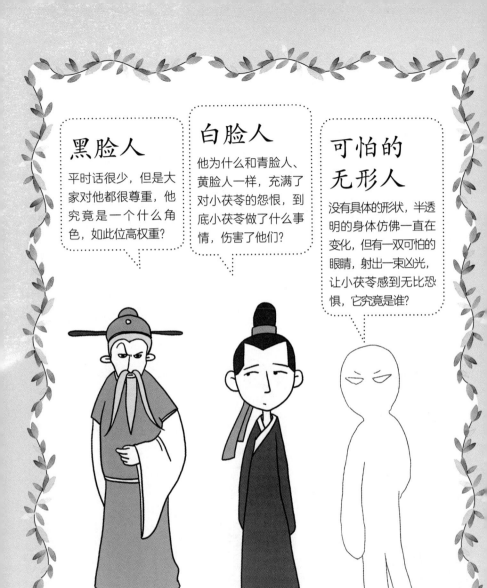

奇怪的梦

最近一段时间，小莜苓总是做梦，而且是各种奇怪的梦。

小莜苓很害怕，放学后，她告诉了林夏夏。

林夏夏张大了嘴巴，说："我听妈妈说，梦是疾病的预兆，你是不是得了什么严重的病呀……"

没等林夏夏说完，小莜苓就捂住了林夏夏的嘴巴，她不喜欢这个答案。

小莜苓又找到了田小七。田小七正在看书，他沉思了一会，严肃地说："小莜苓，梦这种现象，弗洛伊德认为……"

"弗洛伊德是哪位老师？我怎么不认识他？"小莜苓瞪大了眼睛，忍不住插嘴问。

"弗洛伊德可是著名的精神病医生和心理

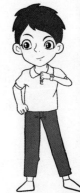

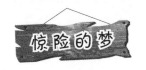
学家！你做了什么梦？我可以用他的理论给你分析出来。就是咱们中国人说的：日有所思，夜有所梦。"田小七正色说道。

小茯苓可不想听什么理论分析，她只想听直接的答案，于是借口有急事，跑了。

路上遇到了毛毛，毛毛听完小茯苓的梦，张开大嘴说："小茯苓，你摊上事了吧？是不是和我一样，干了什么坏事？不小心被老师逮住了？"小茯苓无奈地摇摇头。

还能问谁呢？还是回家问爸爸妈妈吧！

小茯苓想到了细心照顾自己的妈妈。

妈妈听完，呆住了。过了好久，才反应过来，她眉头皱起来，眼神中充满了担心，说："宝贝儿，你的脑袋肯定是出问题了！明天我给你请假，带你去医院做脑CT检查。"

医院可是小茯苓最不想去的地方，她连忙撒谎说："妈妈，我说的是上个月的事情，这个月我可一个梦都没做。"

小茯苓只能去找忙碌的爸爸，他和妈妈正好相反，什么事情都不在意。爸爸戴着眼镜，盯着电脑屏幕，听完小茯苓的讲述，转过脸，笑着说："孩子，就是做了个梦而已。没什么，只是说明你睡着了。"

小茯苓有些沮丧，谁都没给出满意的回答，可自己为什么老做奇怪的梦呢？小茯苓带着满脑袋的疑惑，回到了卧室里，突然感觉到一阵头晕，趴在床上，本想休息一下，但却睡着了。

　　突然，小茯苓的耳边传来一阵古怪的声音。她歪头一看，只见床边竟然出现了一个黑洞，洞口闪着神秘的光芒，里面仿佛有一条深不见底的隧道。

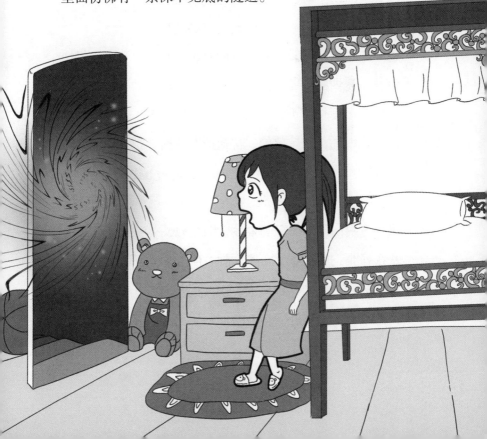

神秘的黑洞

小茯苓吓了一跳，一个骨碌跳下床，扶着墙，小心翼翼地朝着黑洞走过去。

洞口一直闪烁着光，小茯苓盯着黑洞观察了一会，里面好像有什么东西吸引着她。

小茯苓终于按捺不住，走入了黑洞，走进了那条深深的隧道。隧道四周都是软软的，小茯苓踩上去，也说不清什么感觉，反正不太好，似乎还有点臭。

在黑洞里不知道走了多久，小茯苓的额头突然撞到了什么东西，她一只手揉着头，一只手向前抓去，感觉好像摸到了一扇门。

小茯苓推了推，门很紧，里面到底有什么？小茯苓的好奇心激发出女汉子的性格，她一头撞过去，门"咣"的一声打开了。

小茯苓顿觉豁然开朗，但眼前的景象令她惊呆了，门里有一个大厅，好像是古代的宫殿，里面光线昏暗，空荡荡的，摆放了一些座椅，上面坐着一些奇怪的人。

大厅正中央坐着一个圆圆的胖子，脸红扑扑的，好像刚

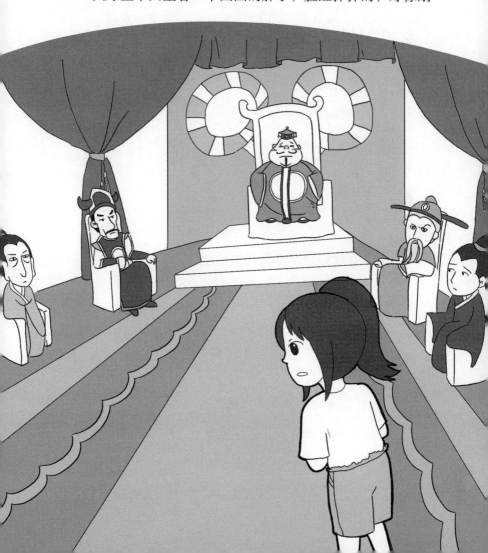

喝过酒一样，一副严肃的样子，他的两边分别坐着一个青色面孔的人和一个黑色面孔的人。青脸人浓眉大眼，眉头皱着，眼睛瞪着，一副凶相；黑脸人长眉小眼，眯着眼睛看人，一副严肃的模样。在青脸人和黑脸人旁边，分别坐着一个黄色面孔的人和白色面孔的人，黄脸人脸有点浮肿，细眉小眼，没有精神的样子；白脸人的脸白得像张纸，模样倒是挺清秀，但也绷着脸。

这些奇怪的人见到小茯苓闯进来，都惊呆了，齐刷刷地将目光投向她。

小茯苓也望着这些奇怪的人，她见没有一个面相和善的人，有些害怕，也有点尴尬，讪讪（shàn shàn）地说："我只是路过，打扰你们开会了。你们先忙，我这就走。"

令小茯苓惊讶的是，红脸圆胖子仿佛对小茯苓一点也不陌生，问："你来了！你是怎样进来的？"

"你是谁？你认识我吗？你怎么长这个模样？"小茯苓一惊，心里话脱口而出。

"大胆！胆敢和我们君主这样讲话！"坐在旁边的青脸人忽地站起来，厉声对小茯苓说。他的长相和声音都吓了小茯苓一跳。

被称为君主的红脸圆胖子却并不生气，他冲青脸人摆了摆手，态度还算温和："没事，没事。我是君主，也是……唉！算了，还是不说了，省得吓到你。我生下来就这副模样，也不是特别奇怪吧？"

"君主，这个小孩不该来我们的世界，快把她赶走吧！"白脸人在一旁冷冷地说。

红脸圆胖子盯着小茯苓说："孩子，你确实不该来我们的世界。况且我们这个世界现在有些混乱，你也帮不了我们，快走吧！"红脸圆胖子欲言又止，好像有难言之隐。

"你们到底是谁？这是哪里？你们遇上什么事情了？"小茯苓好奇地问。

"还不是被你害的！气死我了！"青脸人总是很凶，他的样子仿佛要吃了小茯苓。

"你是谁？这么凶！我害的你们？我都不认识你们！"小茯苓吓得倒退了一步，同时觉得冤屈。

"确实是你害的！"黄脸人走过来，他看

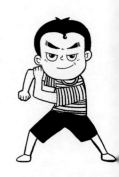

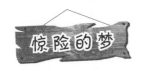

上去很乏力，声音也弱弱的。

"我……你们……我到底做错了什么?"小荻苓喊出来，她不知道说什么好。小荻苓最讨厌的事情，就是被冤枉。但是伴随着她的成长，却经常遭遇老师、家长或同学的各种冤枉，这次竟然是被陌生人冤枉了。

君主看起来并不想过多解释，只是叹了口气，说:"孩子，不说了，你走吧! 唉! 烦死了!"

小荻苓想冲上去问那位君主为什么叹气，但却被几个走过来的人推搡了出来。她拼命挣扎着，但还是被推出了大门，紧接着感觉屁股上挨了一下，两下……

"谁打我! 你们凭什么打我! 我到底做错什么啦!"小荻苓喊起来。

"怎么啦! 打你两下怎么啦!"一个熟悉的声音在耳畔响起来。

小荻苓睁开眼一看，天呀! 是妈妈! 生气的妈妈!

"怎么啦，不吃晚饭啦! 早说呀，不给你做饭了! 我做饭容易吗! 连续叫了那么多次都不来! 端到嘴边都不吃! 我看你是被惯坏了!"妈妈两根眉毛挑起来，眼睛瞪得圆圆的，这是妈妈开始唠叨的标准表情。

小茯苓吓得赶紧爬起来，跌跌撞撞地跑向饭桌。她特别害怕妈妈唠叨，妈妈能把一件事情，从周一说到周日，然后再往复循环。

小茯苓慢吞吞地吃着饭，食欲并不好。她满肚子都是疑惑："那个神秘的宫殿到底是什么地方？那些奇怪的人到底是谁？为什么他们好像认识我？为什么说我害了他们？"

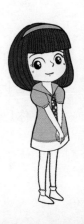

寻找梦的入口

第二天，在放学的路上，小茯苓还想着昨天的梦，低着头，慢慢走着，突然肩膀被拍了一下。

"嗨，小茯苓，你昨天怎么跑了，还没听完我的分析呢！"田小七笑着说。

"你先别分析了，先听我说。我昨天做的梦，好奇怪呀！"小茯苓一五一十地把自己做的梦跟田小七说了。

"他们说是我害的他们！可我哪害过别人呀！"小茯苓又想起被冤枉的事情。

田小七听完了，呆在那里，思索了好一会，也没找到分析的头绪，说："小茯苓，我记得你说过，解铃还需系铃人。这个梦还得从你自己身上找到问题，才能解决问题。我先问你几件事。"

"我身上有什么问题？什么事？"小茯苓不知道田小七的葫芦里卖的什么药。

"你最近遇到什么事情了？"田小七问。

"没有吧？"小茯苓没想起什么特别的事情。

"你最近被老师或家长冤枉了？"田小七接着问。

"没有！"小茯苓心想被陌生人冤枉了，这算不算呢？

"你最近有心事了？"田小七笑着问。

"那个更没有！"小茯苓的脸唰得一下红了。

毛毛看见他俩聊得热烈，赶忙跑过来，问："怎么啦？怎么啦？探险队又召集开会了？是不是定这次探险的地点？"说完，押着脖子，往远处喊了一声："林夏夏同学！林夏夏同学！快来报道！"

不知道从哪里传来一声："来了！来了！"紧接着，林夏夏不知道从哪个角落里跑了出来。

小茯苓心里一沉，想：这下事情又搞大了！被毛毛知道了，就等于告诉了全世界！

"别喊了，毛毛，我告诉你们！"小茯苓不情愿地把昨天做的梦，又告诉了毛毛和林夏

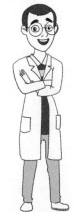

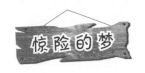

夏。两个人听完了，无一例外地愣住了，大家都没有听说过这么奇怪的梦呢！

"我觉得要帮助小莜苓找出原因，最重要的是——要进入她的梦！"田小七依然是一副学霸的模样。

"进入她的梦，这个来劲！"毛毛摩拳擦掌了，但是突然想到什么，一摆手，"可怎么进入她的梦呀？"

"对呀，她的梦又没有入口！"林夏夏瘪了瘪嘴，觉得太荒谬了。

"就是，你们怎么进入我的梦？"小莜苓也觉得不可思议。

"我觉得，我们只要创造和你一样的入梦环境，就有可能进入你的梦。"田小七经历了几次探险之后，想象力突飞猛进。

"也就是说，我们和她在同一个地方同时睡着了，就能进入她的梦？"林夏夏觉得很不靠谱。

"大概就是这个意思！"田小七严肃地说出来很荒谬的话，其实他心里也没底。

"好吧！那接下来怎么办？"小莜苓觉得很不可信，但是想听听田小七怎么想的。

"我们四个就躺在草坪上，尽量让自己睡着。"田小七提议。

于是四个人半信半疑地躺在草地上，过了好一会儿，林夏夏捅了捅小茯苓："你睡着了吗？"

"大白天的，哪能那么容易睡着！"小茯苓有些心烦地说。

"我也从没在草地上睡着过！"林夏夏坐起来，觉得田小七的想法太不可思议了。

"我知道一个地方，特别容易入睡！"毛毛突然坐起来。

"哪里？"田小七问。

"教室！我每次走进教室，都有一种特别奇怪的感觉，觉得头昏沉沉的，特别容易入睡，即使有严厉的老师站在讲台上。有一次，我用钢笔支撑住脑袋，居然这样睡了一节课！"毛毛"特有成就感"地说。

"拉倒吧！什么奇怪的感觉！我可不想睡！就是你喜欢在教室里睡觉。"小茯苓不认同地说。

"试试吧。"田小七死马当活马医。

于是四个人又到了教室里，坐到了各自

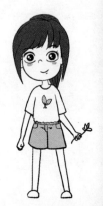

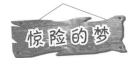

的座位上，然后闭上了眼睛。

过了一会儿，小茯苓睁开眼睛，碰了碰田小七："你睡着了？"

田小七叹了口气："大白天

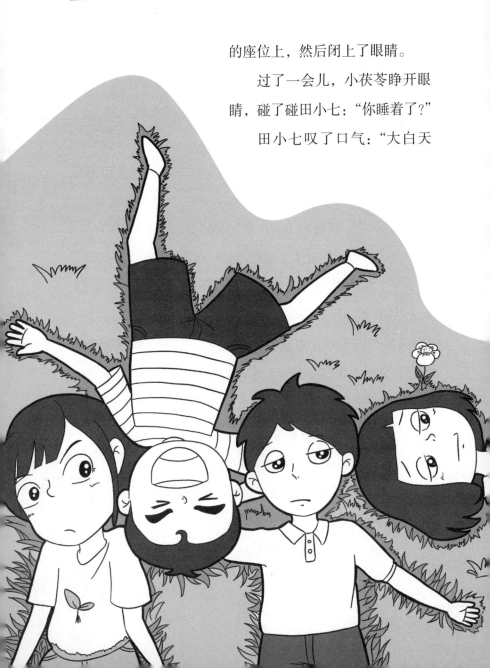

哪会想睡觉呢？早上起床的时候才想睡觉呢！"

"我以为你们学霸的世界和我们不一样呢！原来你也有想睡觉的时候，可惜不是现在！"毛毛心态平衡了。

四个小伙伴依然都没睡着。

"小茯苓，我们忽视了一个问题，你是在家里做的梦，我们应该去你家。我认为相同的环境，才容易产生相同的梦境。"田小七突然提出一个新建议。

爸爸妈妈上班去了，小茯苓家里用的是指纹锁，四个小伙伴很顺利地进入了小茯苓的家，走进了她的卧室。

"小茯苓，你的卧室真大呀！这张床也很特别呀？"林夏夏看到小茯苓的床，不由得发出了感叹。

一张与众不同、古色古香的大床映入大家的眼帘，上面刻着精美的花纹，似乎还散发出一丝淡淡的香气。

"这张床好像很古老呀！是黄花梨做的吗？"田小七也对小茯苓的床产生了浓厚的兴趣。

"嗯，这是我爷爷的爷爷的爷爷的爷爷留下来的吧，我也记不清了，就知道很古老很古老，可能有好几百年的历史吧！至于用什

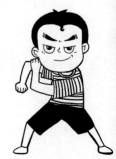

么做的，我也不知道。"小茯苓从小睡到大，也没感觉到与众不同。

"古老的床都有很多神秘的传说呢！"田小七饶有兴趣地谈论着小茯苓的床，"而且，你做的梦，说不定和这个床有一定的关系呢！"

听完田小七的话，小茯苓感觉那张熟悉的大床，突然陌生起来，仿佛散发出一种神秘的力量。

"好像真的有些神秘呀！最近一段时间，无论白天晚上，我有时候就是趴在床上休息一会，都会不知不觉地睡着了。而且，昨天我睡着之后，就看到了一个黑洞，深不见底，洞口还一闪一闪的。"小茯苓望着这个床说。

"黑洞？"几个小伙伴都听呆了。

"嗯，黑洞，里面有一条隧道很深很深的。我走进去，踩上去感觉软软的。呃，还有点臭，不说这个了。走到黑洞的尽头，有一扇门，很紧，我用力撞开之后，就好像到了一个古代的宫殿，随后就是我给你们讲的梦了。可是，奇怪的是，我在这个床上已经睡了好多年了，最近才梦到这个黑洞和宫殿。"小茯苓疑惑地说。

"就在这里试一试吧！或许这里就藏着梦的入口！"田小七总感觉小茯苓的梦和这张古老的床有千丝万缕的关系。

"我也有这个感觉！"这次林夏夏并没有反对，她向来认为自己具有女性的第六感，今天她以第六感判断了田小七的话。

"小茯苓，你和夏夏在床上，我和毛毛在床下，挨着床。"田小七一派绅士风度。

"睡在床下！我又不是宠物！宠物才睡到床下呢！"毛毛有些不情愿。

"今天有任务，你就凑合一下吧！"田小七劝他。

"让你睡在床底下就对你不错了，要不你睡到门外去！"林夏夏抽空补了一"刀"。

毛毛想到将要到来的探险，忍住了即将到嘴边的话。四个小伙伴按照田小七的安排做了。

"等等，我拿个手电。"小茯苓想到那个黑漆漆的洞，就有些害怕了。

"小茯苓！小茯苓！是这个洞吗?"不知

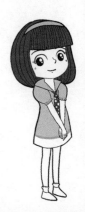

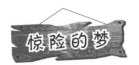

道过了多久，小茯苓隐约听到有人
在叫自己，扭过头一看，田小七
和毛毛站在黑洞旁边，黑洞口
还像上次一样闪烁着，射出
神秘的光芒。

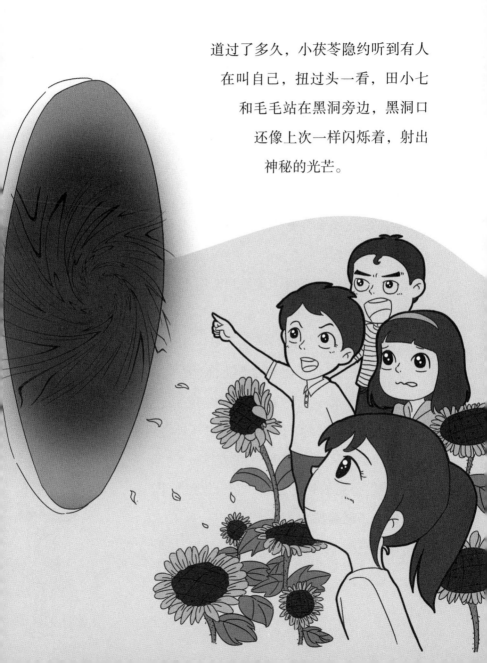

神秘的宫殿

小茯苓猛地坐起来，下意识地去拉林夏夏，却抓了空。

她回头一看，林夏夏已经站在床下了，瞪大了眼睛，紧紧盯着这个黑洞，脸上充满了恐惧。

"走吧！"毛毛心中充满了对黑洞的探险热情，他回头催促两个女孩。

"不会很危险吧，如果你梦里那些奇怪的人把我们抓起来，那我们怎么办？"林夏夏有些犹豫了。

"就是个梦，你怕什么？"毛毛不屑地说。

"没事，就是个梦，大不了醒过来。"小茯苓安慰林夏夏。

林夏夏看看坚定的毛毛和田小七，又看看鼓励自己的小茯苓，终于下定了决心，说：

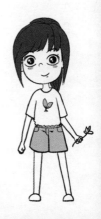

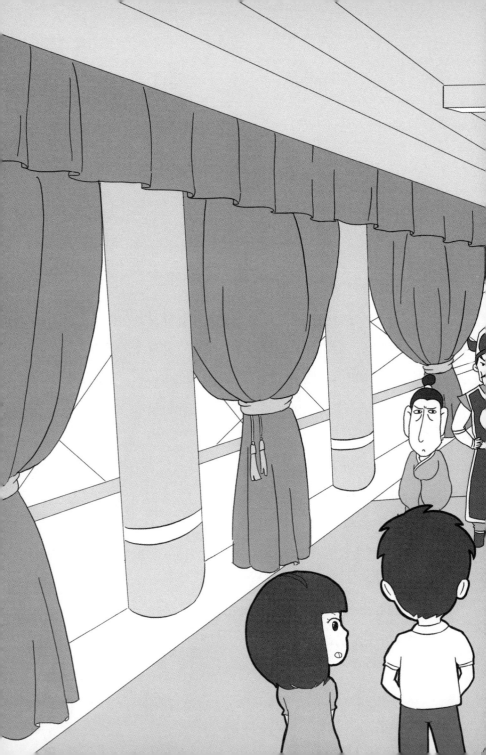

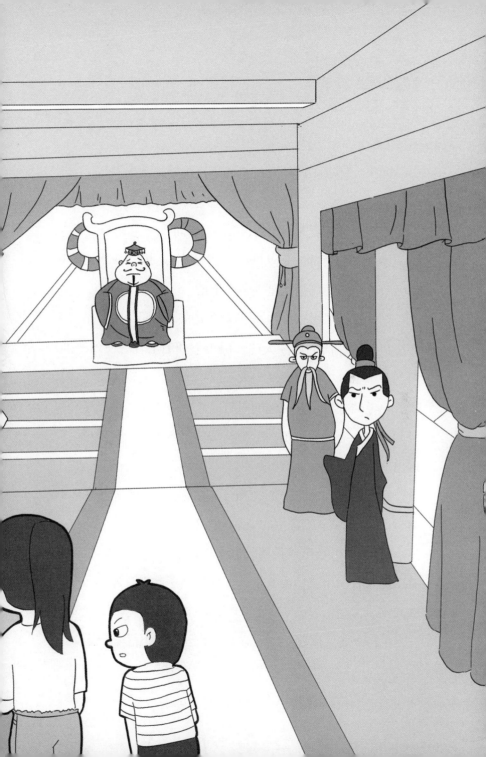

"走吧。"

四个人怀着不同的心情走入了这个神秘的黑洞。

"我怎么闻到一股臭味呢?"毛毛食欲好,鼻子也好使。

"毛毛,咱们是来探险的,又不是来闻味的。"田小七笑了。

小茯苓打开手电,黑洞里空空如也,并没有其他的东西,只感觉里面的结构是一节一节的。

不知道走了多久,在小茯苓手电光线的照射中,出现了一个黑漆漆紧闭的红漆大门。田小七和毛毛合力使劲一推,门打开了,梦中的宫殿又出现了。

毛毛四处打量着,他的眼睛已经不够用了。林夏夏吓得躲到了田小七身后。田小七则试图从宫殿的构造和外观,推理出这到底是什么地方?

宫殿里那些奇怪的人又被吓了一跳,这次看起来更加惊恐,因为小茯苓带着三个陌生的小孩,就这么冒失地闯了进来。

"你!你怎么可以带外人进来!真添乱!太烦人了!"红脸圆胖子这次也有些生气了,他猛地站了起来,冲小茯苓嚷嚷起来。

"外人?他们是外人?我难道不是外人?"小茯苓奇怪极了。

"君主，我说得对吧！这次不能由着她了，她只会给我们增添麻烦！气死我了！"青脸人"腾"地站起来，喊叫起来，冲过来就要抓他们。

"国相，你千万别伤害她！"红脸圆胖子赶紧上前拦住了青脸人，然后叹了口气"皮之不存，毛将焉附啊？"

"什么？谁是皮？谁又是毛？"小茯苓又疑惑了。

毛毛听得一愣一愣的，他想问小茯苓这些人的话是什么意思，但看她的样子，也并不明白。

"你们上次为什么冤枉我！"小茯苓下定决心，这次一定要查个水落石出。

"我们冤枉你！好！我来问问你！"白脸人走过来，生气地对小茯苓说："你昨天是不是把自己反锁到屋子里，把空调开到了17度？"

"这个你怎么知道？"小茯苓的老底被揭穿了，她的脸刷得红了，不由得结巴起来："我，我，就是感觉外面太热了，回家凉快一会。这个和你们有关系吗？"

"当然有关系了！我，阿嚏！阿嚏！"白脸

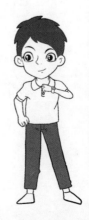

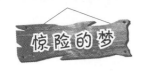

人的话还没有说完，就开始打喷嚏，一个接一个。

"还有！"黄脸人也走过来，问："你是不是遇到喜欢的饭，就拼命吃？是不是到了自助餐厅就迈不动腿？"

"吃自助餐的最高境界不就是扶着墙进，扶着墙出嘛！"说到吃，毛毛终于听懂了一句，插了一嘴。

黄脸人根本不理毛毛，只是继续追问小茯苓："你是不是还躲在空调屋里吃冰棍？你妈妈说只让你吃一根，你吃了几根？"

"这个，我，我，吃了五根。"小茯苓口吃起来，她的脸更加红了，她想起来昨天的冰棍，奶油冰棍，巧克力酥皮，入口即化，越吃越好吃，不由得连吃了五根。小茯苓更加奇怪了，这些事情爸爸妈妈都不知道，他们怎么知道的？

"豪爽！小茯苓，想不到你在吃上也算是一条汉子！"毛毛有点敬佩小茯苓了，他冲小茯苓一拱手。

小茯苓可不想接这个赞扬。她很纳闷，这些人怎么这样了解她。特别是当着田小七的面揭露她，她有些下不来台，脸涨得通红。

"可你知道，你这么任性，会给别人带来什么样的后果吗?"青脸人愤愤地说,他盯着小茯苓,眼睛里好像马上要喷出火来。

"我任性怎么啦!关你们什么事?怎么会给你们带来麻烦?"小茯苓虽然知道自己做错了,但是她感觉自己和这些奇怪的人毫不相干,她索性豁出去了。

红脸圆胖子张了张嘴,刚要说什么。这时候冲进来一个人,大声喊道:"君主,外面敌人攻势太强,弟兄们死伤惨重,得赶快派救援呀!"

"啊!"红脸圆胖子一惊,转头看看白脸人,说:"你快去派人支援呀!"

"君主,我的兵都派到战场了!现在已经没有新兵了!"白脸人无奈地说。

"那赶快造新兵呀!"红脸圆胖子又盯着黄脸人说。

黄脸人眉头一皱,叹了口气,说:"君主,不瞒您说,我这几天状态也不佳呀!您看我这个样子,已经没力气造新兵了。同时,我身体出现问题之后,其他的工作也做不好了,粮食和水都运送不出去了,一直堆在那里!"

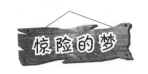

"什么敌人这么强大?"小荻苓看着这一片混乱,暂时忘记了自己被冤枉的事情,连忙追问。

"不是敌人强大,而是我们太弱了!都是你闯的祸!"青脸人冷不丁又窜了出来,瞪着小荻苓。

红脸圆胖子也叹了口气,说:"别逼她了,她还是个孩子。让他们走吧。"

这时,从殿下飞跑进来一个人,面带惊恐,到了黄脸人面前,跟他说了几句话。黄脸人听后大惊失色,对红脸圆胖子说:"君主,我,我又快治不住水了!"黄脸人说着,越来越虚弱,突然脚下一软,瘫倒在了地上。

红脸圆胖子扶起黄脸人,转头问黑脸人和白脸人:"你们有办法治水吗?"两人都摇摇头:"君主,这个水,我们也治不了。"

学霸田小七看到这场景,按捺不住了:"到底是什么敌人呀!我们能帮你们吗?"

毛毛看得傻了眼,也附和着说:"对呀,我们可以去搬救兵。"毛毛常组队打游戏,知道救兵的重要性。

听到救兵,红脸圆胖子眼睛一亮,突然转过头,对小荻苓说："对了，你爸爸应该有办法！你出去帮我请个救兵来！"

"救兵，我去哪里请？他是谁？长得什么样子？"小茯苓很想帮助这个君主，她感觉这个君主对自己很好，好像他和自己还有些关系呢！但她真不知道要去哪里请救兵。

"救兵的名字叫'藿香正气水'！你爸爸知道！"红脸圆胖子说。

"啊！藿香正气水！我喝过的，这不是药吗？这可不是人呀！"小茯苓更加奇怪了，不相信这就是救兵，但是没人听她的解释。

这时候，一些人忽地涌进来，宫殿里开始混乱了。

小茯苓想拉着林夏夏他们走，可被人流冲散了，不知道被谁用力再次推出了宫殿门。

迷迷糊糊地，小茯苓感觉有人摸自己的头，睁开眼睛一看，是爸爸！

"不发烧，放心吧！就是着凉了，这个小家伙昨天大概又享受低温空调了！"爸爸的声音听起来那么柔和。

"爸爸，我在哪里呀？"小茯苓问。

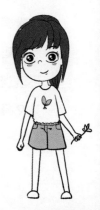

　　"你在家里啊！傻孩子，你以为在哪里？又没发烧，怎么糊涂了？"爸爸笑了。

　　"他们呢？"小茯苓突然想起小伙伴们，她撑起身子来一看，身边并没有林夏夏、田小七和毛毛。难道他们没跟自己说一声，就都回家了？

　　"他们是谁呀？"爸爸被小茯苓问愣了。

　　"我们一进门就看到你躺在床上，你是不是身体不舒服？我早就说了，让你别吹空调，你偏吹，看吹病了吧！你这个孩子，怎么不让人省心呢！"妈妈看到小茯苓醒了，就开启了连珠炮。

　　小茯苓已经听不进父母的话了，心里疑惑田小七他们任去了哪里。突然她感觉身体有些冷，下意识地裹了裹被子。但一裹被子，闻到一股臭味，她伸手一摸，坏了！

　　小茯苓发现自己竟然在床上拉肚子了，她连忙跳下床去换衣服。

　　妈妈见状，更加生气，连忙给小茯苓换床单被罩，却也不耽误训小茯苓："你这个熊孩子，就是不听我的话！是不是又偷吃雪糕了！我以后再也不管你了！"

小茯苓心中有鬼，也不敢反驳妈妈的话，赶紧乖乖地换好衣服。

"没事，没事，赶快喝点藿香正气水。"爸爸拿过来两瓶藿香正气水递给小茯苓。

"怎么和救兵一个名字呢?"小茯苓疑惑着，这次竟没有抗拒，顺从地喝下了以往最不喜欢喝的药。

吃完药，小茯苓老老实实地钻进被子，感觉有点困倦了，又想睡觉了。

突然传来一阵刺耳的电话铃声，爸爸接起来，轻声问："喂! 哪位?"听着听着，爸爸的脸色越来越严肃。

爸爸平时从不着急，总是挂着一丝笑容，但这个时候他的笑容却消失了，似乎还透露出一丝的惊慌和不安。

爸爸接完电话，走过来，对小茯苓说："孩子，你不能睡觉了，快穿衣服吧! 出事了!"爸爸想说得尽量和缓一些，但却掩饰不住心中的焦急了。

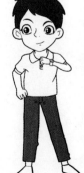

深夜里的不速之客

　　妈妈很疑惑地问："谁打的电话呀？什么事这么急？大半夜的干吗让孩子起来？孩子还生着病呢！"

　　爸爸仍是一副严肃的样子，他并没回答妈妈的问题，转过头对小苃苓说："你知道林夏夏、毛毛和田小七这三位同学今天下午去哪里了吗？他们的家长打电话说这三个孩子到现在都没回家！"

　　"他们竟然没回家！他们去哪里了？"小苃苓心中一惊，"不会留在我的梦里了吧？告诉爸爸妈妈他们在我的梦里？天呀！这样说，他们准会认为我疯了！谁会相信我！"小苃苓心里各种纠结，为难极了。

　　爸爸接着说："这三个孩子的家长已经去报案了。他们问了学校里其他孩子，有个孩子说看到小苃苓和他们三个一起走出的学校。"

"闯祸了！"小茯苓感觉这次真的摊上大事了，开始为小伙伴们担心起来。"他们会不会走不出我的梦了？"

"孩子，告诉爸爸实话，好吗？"爸爸心里知道事情的严重性，但刻意缓和了一下情绪，对小茯苓柔声说。

"我，我，我也不知道他们在哪里！"小茯苓结结巴巴地回答，她突然想到自己可以回到梦里把他们救出来，决定先不说实话。关键是，即使说了实话，爸爸妈妈会相信吗？说不定会认为自己有精神病呢！

爸爸还要说什么，这时传来急促的敲门声。开门一看，几张焦灼的脸呈现在爸爸面前。

"小茯苓呢？我得问问她，我孩子到底去哪里了！"一个女人哭着就要往屋里冲，小茯苓认出这是林夏夏的妈妈。

"我问她了，她说不知道呢！"小茯苓妈妈回答说。

"别说这些没用的话了！快把小茯苓叫出来！"一个男人很大声地喊叫，这是毛毛的

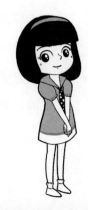

爸爸。

"她应该知道！他们几个一起走的，怎么会不知道！快告诉我们，别折磨我们了！"大家的情绪越来越激动，有哭的，有闹的，有喊的。

爸爸走到妈妈前面，用身子挡住妈妈说："各位家长，我理解你们的心情。我也很着急，刚刚我正在了解事情的经过。虽然小茯苓生病了，但我仍在帮助她回忆每一个细节，希望能帮你们找到孩子们。但是，大家越着急催她，她越慌，什么都想不起来了，反倒对事情更加没帮助。"

这时候挤进来一个人，是班主任刘老师，她在外面听到了事情的经过。她站在小茯苓父母和家长们中间，说："各位家长，我觉得小茯苓爸爸说得有道理。如果现在逼孩子，她心里一着急，什么都想不起来了。给小茯苓爸爸一点时间，他会帮着小茯苓想起一些细节，这些细节很可能能帮助大家找到孩子！"

"确实是这样。咱们先各自回家，等消息。"田小七的爸爸思索了一下，首先发话了，"不过你们一有线索要马上告诉我们，咱们都是父母，互相理解吧！"

大家听到田小七爸爸和刘老师的话，觉得有道理，就各自散了。

刘老师没有走，她看家长们都散了，对小茯苓爸爸说："我能进来和您说一会话吗？打扰您吗？"

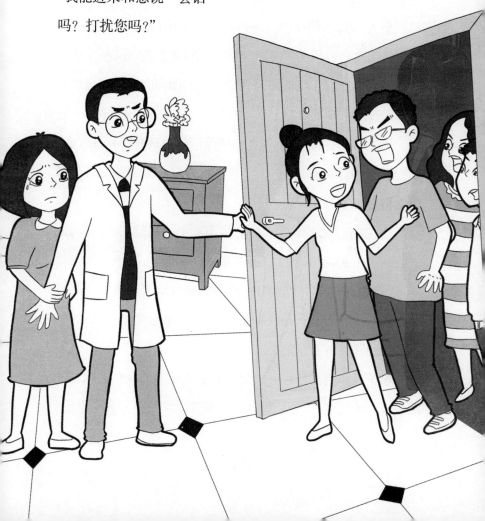

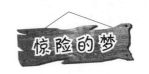

"不打扰,不打扰。就是对此事,我也很茫然。"小茯苓爸爸连忙让刘老师进来。

"其实,有件事我没跟各位家长说。他们告诉我这件事之后,我让学校保安查了监控,确实看到小茯苓和田小七他们三个人一起出的校门,一边走,一边还讨论着什么事情,看起来很热烈的样子。"刘老师一坐下,就切入正题:"所以说,我感觉小茯苓应该知道些什么。但您询问的时候也别着急,对孩子一定要有耐心。"

"嗯,我觉得她应该知道一些事情,但她好像有些顾虑,我再和她好好聊聊。"小茯苓爸爸认同刘老师的话,自己的闺女自己最了解。

"对孩子千万别着急,一定要有耐心,慢慢问。"刘老师又叮嘱了一遍,"不早了,我先走了。"

"小茯苓,你听到了吧!他们的家长很担心呢!你要知道什么事情,告诉爸爸,好吗?"小茯苓爸爸坐在女儿对面,望着她的眼睛,和缓地说。

小茯苓一直信任爸爸,她看着爸爸信任的眼睛,张了张嘴,鼓起勇气说:"爸爸,其实,我大概知道他们在哪里!"

"啊！他们在哪里？快告诉我，有危险吗？"爸爸也有些控制不住情绪了。

"他们，他们可能还在我的梦里！我也不知道他们危险不危险？"小荗苓犹豫着说出来。

"在你梦里！你想气死我呀！你怎么不说他们在你心里呢！"妈妈听到这句话，按捺不住，着急地嚷起来。

爸爸听完，也愣了一下，不相信这是从小荗苓嘴里说出来的话。小荗苓从小和爸爸关系最好，什么事情都不瞒着他。

但这次，小荗苓说得也太荒谬了。他提醒自己一定要镇定，于是深吸了一口气，说："孩子，那你说说他们是怎样进入你梦里的？"

"爸爸，事情是这样的，他们三个人和我一起睡着了，然后不知道为什么？就留在我梦里了。然后，我自己醒了，从梦里出来了，他们却没有出来！"小荗苓有些着急，解释也有些语无伦次。

"那他们人呢？"爸爸再也听不下去了，忍不住打断小荗苓的话。"孩子，我知道你平时想象力丰富，但现在不是开玩笑的时候！"

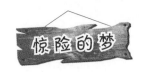

惊险的梦

"我没有开玩笑！他们真的在我梦里！"小茯苓也着急了，她知道自己的话很荒谬，但却句句是实话。

妈妈"蹭"地站起来，又想嚷，但被爸爸拉住了。

"好的，孩子，那你睡着后，把他们带出来，好吗？"爸爸突然转变了态度，摸了摸小茯苓的头。

小茯苓很奇怪爸爸为什么突然相信自己了，但她仍然郑重地点了点头，她下定决心进入梦境，把小伙伴们都安全地带出来。

爸爸给小茯苓关上了门，拉着妈妈回到了自己的卧室里。

"你拦我干什么？怎么不好好问问这个孩子，她在蒙我们玩呢！都到这个时候了，她还有心情开玩笑呢！"妈妈按捺不住了。

"我也很奇怪，小茯苓的话很荒谬，但今天看她的样子，真不像撒谎。"爸爸也很疑惑。

"不像撒谎，那你相信那三个孩子在咱们孩子的梦里？"妈妈觉得小茯苓爸爸的话也开始不靠谱了。

"别再刺激孩子了，她是不是得了癔症？"爸爸自言自语道。

"癔症？什么意思？"妈妈听不懂得这个词。

"小茯苓可能心理出现了点小问题。"爸爸故意轻描淡写地说。

"怎么会这样呢？你平时都不管她，总说没事！看，心理都出问题了吧！还小问题！心理有小问题吗？"妈妈着急了，冲爸爸埋怨起来。

"难道孩子的心理真有问题？"爸爸也陷入沉思。

爸爸妈妈都不知道，小茯苓悄悄地趴在门口，偷听着父母的谈话。她也知道这样不礼貌。但是，刚才爸爸态度的转变，让她充满了好奇心，她要知道爸爸到底是怎么想的。

"果然没有相信我。唉，早知道他们就不会相信我。"小茯苓很伤心，突然有种很孤单的感觉。

"他们一定还在我的梦里！一定是！"小茯苓又仔细回忆了一遍梦里的情景，并没有他们三个人走出大门的印象，更加肯定了自己的猜测："不行！我要回去救他们出来！这样爸爸妈妈就会相信我了。"

"得带点吃的东西，那个神秘的宫殿，里面不像有吃的。"小茯苓从冰箱里拿了一些熟

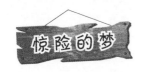
肉和面包，又带了几瓶矿泉水，然后躺在床上，等待入睡。

平时躺在大床上，小茯苓很容易就入睡了，这次脑袋里装满了事情，却不大容易睡着了。她翻来覆去好一会儿，还是没睡着，于是跳下床，悄悄溜到书房，拿了一本《黄帝内经》，这是爸爸书架上的书。

小茯苓第一次看这本书的时候，感觉太神奇了。虽然整本书都是汉字，但连成句子之后，却一句话也看不懂。倒是有催眠的作用，于是便成了她的入睡法宝。

入睡法宝很快就显示了神奇效果，小茯苓又听到了那个熟悉的声音，再次看到了那个吞噬好朋友们的神秘黑洞，洞口依然一闪一闪的，只是仿佛闪烁得比原来快了些。

紧急救援

这次，小茯苓迫不及待地跑进去黑洞的隧道中，一头撞开门，冲到了宫殿里。

"我说你也是个女孩子，为什么总是这样鲁莽呢？"红脸圆胖子瞧着突然撞进来的小茯苓，叹了口气，无奈地说。

"他们呢？我的朋友们呢？是不是被你们关起来了？"小茯苓并不理会，只是着急地冲着红脸圆胖子大喊。

"他们好好的，你不用担心。"红脸圆胖子和缓地说。

"那你为什么把他们抓起来？为什么不放他们走？你太过分了！就算是我的错，你也不该抓他们呀！有本事冲我来呀！"小茯苓一股脑把所有的委屈都发泄了出来。

"我们没有关他们！都是因为你，他们才

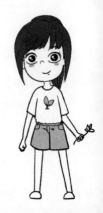

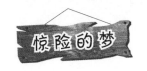

出不去的！"青脸人一拍桌子，快步冲到小荍苓面前。

"为什么？他们出不去和我有什么关系？"小荍苓被气糊涂了，她瞪着青脸人问。

"谁让你带他们进来的！气死我了！"青脸人的脸更加青了。

"是我带他们进来的，怎么啦？我进来之后，不是照样能出去吗？"小荍苓有些底气不足，但仍然不认输。

"你跟他们不一样，他们是外人！"青脸人一字一句地说。

"外人？那我呢？我不是外人吗？"小荍苓提高了嗓门。

"你当然不是！要不然我早就揍你了！"青脸人的声音更高，不由得挥舞了一下拳头。

眼看两个人要吵起来，红脸圆胖子拉住了青脸人，说："你别急，我讲给她听。"继而转过头对小荍苓说："你父母刚开始问你朋友下落的时候，你并没有给你的父母说实话，对不对？"

"啊！这个你是怎么知道的？"小荍苓问。

红脸圆胖子并不回答她的问题，而是说："你没给父母说实话的原因，是你感觉到他们不会相信你的。我也没有告诉你真相，因为你也不会相信我。这都是同样的原因，就是发生的一切听起来太荒谬了！"

红脸圆胖子的话绕来绕去，小茯苓完全听糊涂了。

红脸圆胖子继续说："其实，你知不知道真相，这并不重要。重要的是你想带你的朋友出去。"

"是。"小茯苓这次点头了。

"可你的朋友不属于这个世界，他们进来了，就不容易出去了。但是我听说，可能会有一次可以离开这里的机会，但是要等待。机会出现的时候，你就可以带着他们离开。"

"真的？什么机会？"小茯苓重新看到了燃起的希望。

"这个暂时不能说，我得好好研究一下再说。但你们离开这里之后，再也不能回来了。"红脸圆胖子补充道。

"我才不想再回到这个鬼地方呢！"小茯苓心里悄悄地想。

"我知道，你再也不想回来了！"红脸圆胖子突然说出小茯苓心里的话，吓了她一跳。"但没关系，我们也不希望你再进来了！你先去看看你的朋友们吧，他们过得很好！"

小茯苓转身要走，背后传来红脸圆胖子慢悠悠的一句话："还有，谢谢你带来的救兵！。"

"我带来的救兵？"小茯苓一愣，她回头盯着红脸圆胖子。

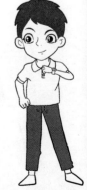

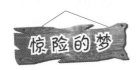

　　红脸圆胖子点点头，他指了指站在旁边的一个人。

　　小茯苓这才发现，在红脸圆胖子旁边，出现了一个威风凛凛的人。宫殿里也不再有离开时的混乱，重新变得井井有条。但小茯苓并不认识这个人，迟疑地问："他是我请来的？"

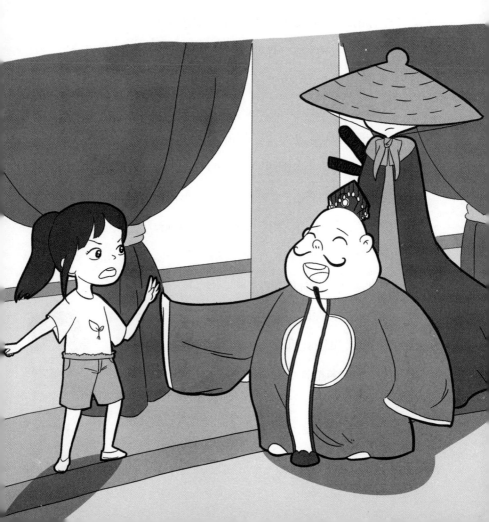

"嗯，他帮我消灭了入侵的敌人，帮他管住了水。"红脸圆胖子指了指黄脸人，然后一脸喜悦地对那个威风凛凛的人说："多谢壮士出手相救！"

"不谢！我走了，有需要我再来！"威风凛凛的人冲红脸圆胖子和小茯苓一拱手，就消失了。

"他是谁?"小茯苓又懵了。

红脸圆胖子说："你不是要去找你的朋友们吗？就在那边，那个屋子里。"红脸圆胖子指了指不远处一个屋子。

小茯苓虽然满肚子问号，但她更担心朋友们的安危。推开屋门，三个好朋友正在里面热火朝天地聊着呢，看到小茯苓，大家赶紧围了上来。

林夏夏一把拉住小茯苓，眼泪就要往下掉。

"你回来了，太好了！我们正琢磨怎么出去呢！"田小七见到小茯苓很开心。

"小茯苓呀！你可来了，这个鬼地方连半点吃的都没有，快饿死我了，你带什么好吃的了？"毛毛半接半抢地拿过小茯苓的背包，急切地打开背包，传来一声惊叫，"小茯苓！小

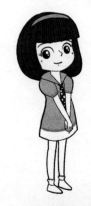

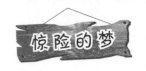

茯苓！你真是我的知己，有我最想念的熟肉啊！"

"你们为什么不跟着我一起出去？"小茯苓急切地问。

"你被那帮人推出了大门，我们也想跟着你走。可我们过去的时候，那扇大门却突然关上了，怎么也打不开了！我们出不去了！"说到这里，林夏夏两只大眼睛不动了，大家熟悉这个表情，这是要流泪的前兆。

"我说吧，你们都不听，还说这是梦！没事！这下回不了家了！"林夏夏的眼泪顺着面颊流了下来。

"没事！夏夏，刚才那个君主说，等机会来了，咱们就能回家。"小茯苓安慰林夏夏说。

"是真的吗？什么机会？"林夏夏暂时留住了眼泪，将信将疑地看着小茯苓。

"真的！"小茯苓连忙递给林夏夏一个笃定的目光，安慰她。

"那咱们怎么出去？"林夏夏接着问。

"这个，我还要和那个君主好好商量一下。"小茯苓赶紧转移话题："我不在的时候，你们过得怎么样？"

"还好，睡觉的地方挺软和。一切挺好，除了没有吃的东西。"毛毛大口嚼着小茯苓带来的熟肉，快速总结了一下，

"就目前情况来说，最大的幸福就是可以随时随地睡觉，没有其他杂事干扰了。"大家都明白毛毛所说的"杂事"是什么。

"小荛苓，虽然这个君主看起来是要帮我们，但我们也要想办法自己帮自己。"田小七吃着东西，仍然在思考。

"我们怎么帮自己？"小荛苓虽然也有这种想法，但她不知道该怎么做。

"知彼知己，百战不殆。我们要了解这个宫殿的一切，首先要查出这到底是什么地方？要查出这些人的身份？"田小七思索着说，"你不觉得太奇怪了吗？你虽然不认识他们，但他们好像对你很熟悉，却把我们当成外人。"

"嗯，有道理，这个宫殿里虽然有很多人，不过我觉得这几个人最重要，红脸圆胖子、青脸人、白脸人、黄脸人……"小荛苓回忆起来。

"还有一个黑脸人，总是坐在那里，冷眼看着我们。他看起来位高权重，却总也不说话。"田小七补充说。

"嗯！红脸人对我还不错，经常说'烦死了'；青脸人脾气很大，总说自己'气死了'，

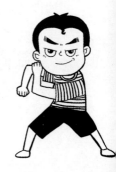

也没见他气死；白脸人说话少，有时候打几个喷嚏，咳嗽几声；黄脸人总是一副生病的样子，但感觉他的工作很重要。黑脸人我也一直没听到他讲话。"小苓苓凭着记忆，一下子总结出来。

毛毛听愣了，说："什么，再说一遍，再说一遍！我怎么不知道这么多事情。"

"因为您老人家的关注点在吃和玩上！不在分析和推理上！"林夏夏一撇嘴。

毛毛想反驳林夏夏，但一时想不起词来，只得化愤怒为食欲，恨恨地把熟肉咽下去了。

"这样，小苓苓你跟着红脸人，我跟着黄脸人，林夏夏跟着青脸人，毛毛跟着白脸人。至于那个黑脸人，我们随机应变。"田小七配合着小苓苓的分析，也快速做了分工。

"为什么让我跟青脸人？他那么凶！我害怕他！"林夏夏抗议。

"这叫以柔克刚！"田小七笑了，"他这种凶悍的人拿你这种动不动就哭的女孩子毫无办法。"

听了这话，林夏夏也觉得有道理，只好默默地接受了。

四个小伙伴又商量了一会，各自悄悄地跟上了自己的"伴"，谁也不知道究竟等待他们的是什么？

追踪奇怪的人

小茯苓跟上了红脸圆胖子，只见他从宫殿里出来，走了一会，进了一个房间，"啪"的一声关上门，把小茯苓关在了门外。小茯苓趴在玻璃上继续看，瞧见黑脸人也在里面，端坐着。红脸圆胖子看上去很尊敬这个黑脸人，说："国相，咱们有办法把这帮小孩救出去吗？"

黑脸人略一沉疑，说："刚才你给她说的话我都听到了，但是我也不敢确定，因为从没有人进来或出去过。不过，君主，我会尽力试一试的，我明白你希望她好！"

"她好了我们才能好啊！"红脸圆胖子说了一句匪夷所思的话，不过他的确是为自己好，小茯苓放了心。

"国相，您看，虽然她给我们制造了很多

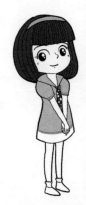

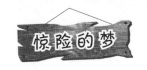

麻烦，但也正是她搬来了救兵，我们才得救了！"说到这里，红脸圆胖子仿佛察觉到什么突然转过头。

小茯苓的脸还贴在玻璃上，没来得及撤走，被红脸圆胖子逮了正着："别在窗外偷听了，进来说话就行。"

"没事！我只是路过！你们先忙！"小茯苓尴尬地跑了。

再说田小七跟着黄脸人一前一后地走着，突然黄脸人一个趔趄，跌倒在地上。田小七赶忙跑过去，扶起黄脸人，关切地问："您没事吧？"

黄脸人很虚弱地说："我最近一直这样。唉，真难受，也没有力气干活了。造不出新兵来，下一次打仗怎么办呀！"

"我扶您回去吧！"田小七主动架起黄脸人。

黄脸人本想拒绝，无奈一点力气也没有了，听任田小七把自己架回去了。

来到黄脸人工作的地方，田小七惊呆了，里面空间很大，中央有两个大泵，泵上面分别接着一根管子，下面接着两个偌大的桶。

黄脸人扶着梯子上去，使出全身的力气，想把泵推动起来，可努力了几下，都没有成功。黄脸人叹了口气，又下来了。

田小七不知道说什么好，他想帮助黄脸人，但也不知道怎么帮他。黄脸人看出来了，说："孩子，我生病了，你帮不了我，只有一个人能帮我。"

"谁?"田小七很想知道答案。

"小茯苓的爸爸。"黄脸人有气无力地说。

"啊，他怎么帮你!"田小七好奇地问。

"他是个很好的中医大夫，他应该知道怎么帮我! 我太累了，我要歇一会了。你走的时候帮我把门带上吧!"黄脸人说着就躺在床上了。

看着黄脸人睡着了，田小七转身要走。

"还有，你们几个人一定要小心，小心坏人!"黄脸人闭着眼睛却突然冒出一句无头无脑的话。

"哪里有坏人? 邱叔叔怎么进来给您看病呢?"田小七问，但传来的只是黄脸人的呼噜声。

田小七只得离开，他轻轻地关上门，余光中感觉有个身影一晃。他转过头喊道："谁

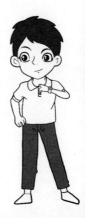

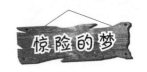

在那里?"那个身影却立刻消失地无影无踪了。

林夏夏悄悄地跟着青脸人。青脸人突然感觉不对,猛地一回头,看到林夏夏,大喝一声:"你跟着我干什么?"

从小到大,还从没有人跟林夏夏这么大声说过话呢。林夏夏吓得哇哇大哭。果然和田小七想的一样,看到林夏夏哭起来,青脸人不知所措,呆立在那里。

林夏夏的哭功是很高的,她能哭出不同的频率,哭出不同的情感。于是越哭越伤心,把自己回不了家的委屈,把自己对父母的想念,把自己对美食的渴望等,全部化成哭声发泄了出来。

听着林夏夏的哭声,青脸人愣了好久,口气缓和了很多:"小姑娘,我不是故意吓唬你,是因为你一直跟着我啊。你为什么反倒哭起来了呢?"

林夏夏不听,继续哭。

青脸人口气又缓和了一些,说:"小姑娘,你别哭了。你想家了,我知道。我也想让你回家,但是没到时间呀!"

"真的?"林夏夏闪着泪光,看着青脸人。

"真的!"青脸人连忙接过话来,生怕又开启了林夏夏的泪水闸。

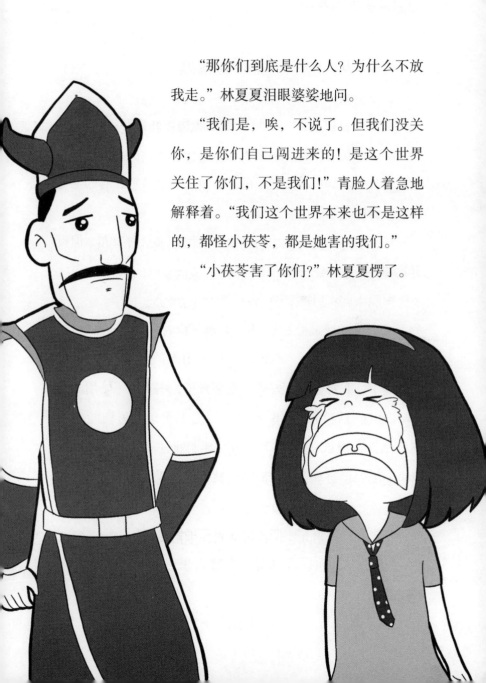

"那你们到底是什么人？为什么不放我走。"林夏夏泪眼婆娑地问。

"我们是，唉，不说了。但我们没关你，是你们自己闯进来的！是这个世界关住了你们，不是我们！"青脸人着急地解释着。"我们这个世界本来也不是这样的，都怪小茯苓，都是她害的我们。"

"小茯苓害了你们？"林夏夏愣了。

青脸人却没有接话，急匆匆地走了。

毛毛跟着白脸人。白脸人越走越快，好像要飘起来了，幸亏毛毛是长跑健将。白脸人闪入一个屋子，关上了门。毛毛透过玻璃看到白脸人进了屋子，一个劲地咳嗽，看的毛毛都要跟着咳起来了。

毛毛看不下去了，推门进去，想倒杯水给白脸人，但没有找到杯子。

白脸人问："你来干什么？"

"我听到你咳嗽得厉害，想给你倒杯水喝。"毛毛连忙解释。

白脸人摇摇头："不用，我从不喝水，喝水也不管用。我妈病了，我身体也不好了，很多天了，喝水也不管用。"

"你还有妈妈？你妈妈是谁？"毛毛很想知道白脸人的妈妈是谁，但被白脸人冷冷的眼神制止住了，讪讪（shàn shàn）地说："你病了，我就不打扰你了，以后再来看你哈！"

几个小伙伴聚在一起，聊着自己的跟踪经历。

"田小七，你说得真对，青脸人果然对我厉害不起来了。"林夏夏从心底里敬佩田小七。

"你用了什么办法?"小茯苓好奇地问，她最怕的就是这个青脸人。

"我就是哭，一直哭，各种哭，青脸人就变得越来越温柔，好像就是田小七所说的'以柔克刚'。"林夏夏笑着说。

"怪不得他冲我那么凶，而且越来越凶，原来我也很刚!"小茯苓恍然大悟。

"两块钢碰到一起了，碰撞出火花了!"林夏夏笑了。

"我今天跟着黄脸人，他身体真的不太好。但是很奇怪，他让我找你爸爸帮忙，说你爸爸可以帮助他。黄脸人还说让我们要小心坏人，但我问他坏人是谁? 他也没回答我。"田小七谈起自己的经历，一头雾水地问小茯苓。

"我爸爸? 他们怎么认识我爸爸?"小茯苓突然有点想法了，说:"我有个奇怪的感觉，他们不但认识我一家人，而且对我们都很熟悉，并且这个世界和外面的世界好像有着千丝万缕的关系。"

"难道他们是在偷偷地观察我们?"小茯苓不喜欢冒出的这个想法，心里马上希望不是这

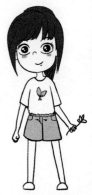

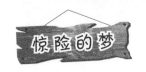

样。"坏人又是谁呢？说实话，那些奇怪的人虽然看起来不太友好，但我感觉他们心眼不坏！"

"好了好了，吃点饭吧，跟踪真是力气活，消耗了我这么多体力，快饿死我了！"毛毛没听完他们的分析，就急不可耐地找背包去了。他从包里拿出一大块熟肉和面包，坐在一旁大口吃起来。

"毛毛，你跟着那个白脸人，有什么收获？"田小七问毛毛。

"没什么收获。那个白脸人一直咳嗽，我都担心他传染我。对了，他说他妈身体不好，连累得他身体也不好了，我也不知道他妈是谁？我问他，他也没理我。"毛毛吃着东西说，瞅见小茯苓坐在一边，也不吃东西，问："你不吃饭？"

"不想吃。"小茯苓已经好几天没有食欲了。

小茯苓不想吃饭，自己坐在那里，开始念叨："不行，我要去找爸爸，说不定爸爸真的能帮助他们！我这就出去找爸爸！"

"可你爸爸会相信你吗？"田小七有点担心地说。

"我劝说他相信我！让他帮助黄脸人！"小茯苓坚定地说。

"你要是能出去，就告诉我妈妈，别让她担心我！"林夏夏想起了妈妈，又想哭了。

"夏夏，不行，这样只会让你妈妈更担心了！而且你妈妈肯定认为是小茯苓把你关起来的。"田小七不同意林夏夏提出的要求。

"嗯，我觉得也是，说不定你妈妈会叫人把小茯苓抓起来！"毛毛吓唬林夏夏，但是话里也有几分道理。

"我尽快回去，让我爸爸相信我，帮助我们。夏夏，我一定会让你们安全出去的，我保证！"小茯苓握着林夏夏的手说。

小茯苓拜托红脸圆胖子把自己送了回去。但这一次出去，却发生了让小茯苓意想不到的事情。

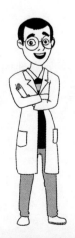

连环失踪案件

　　小茯苓睁开眼睛，听到卧室外面很吵，依稀听到很多人在说话，还有对讲机的声音。

　　她跳下床，透过门缝，看到了很多警察，其中一个高个子警察和爸爸谈着话。妈妈则坐在一边哭，眼睛都哭肿了。

　　"这是怎么了？"小茯苓不知道发生了什么，她不敢出去了，只好趴在门缝上偷听。

　　"您什么时候发现女儿失踪的？"警察问爸爸。

　　"昨晚，具体时间我也不知道。孩子生病了，半夜的时候，我过去给她量体温，就发现床上没人了！"爸爸很着急地回答。

　　"我失踪了？我不是在这里吗？"小茯苓很想跑出去，但又不敢出去。

"昨天她的几个同学都不见了，这是连环失踪案件。您觉得您女儿的言行，最近是不是有些异常？"警察接着问。

"嗯，是和平时有些不一样呢！说话好像也有些古怪！"爸爸很犹豫地说。

"会不会精神上出现了一些问题？"警察问。

"那倒不至于吧！我觉得她可能有事瞒着我。"爸爸嘴上不认为女儿精神上有问题，至少不愿意别人这样说。

"您孩子有要好的朋友吗？会不会去朋友家里了？在这个城市您还有其他亲戚吗？亲戚朋友家您都找过了？"警察继续问。

"全部都问过了，都说没有见到她。还有，警察同志，有一件事很奇怪，我今天早晨去小区物业查了监控，没有发现孩子出小区的影像呢！"

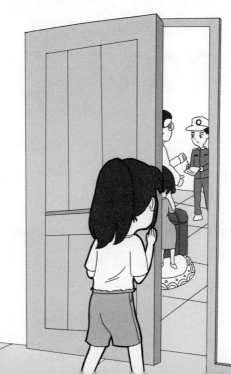

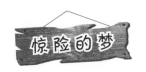

"那孩子就很有可能根本没出这个小区。我们再去调监控查查，看能不能发现其他线索。"高个子警察说完，径直朝卧室走过来，吓得小茯苓立刻躲到了衣柜里。只见高个子警察进来收集了一些她日常脱落的毛发等，然后就走了。

警察们一撤走，屋子里立刻变得冷清清、空落落的。爸爸低下了头，什么话都不说，眼睛里含着泪。自从小茯苓有印象开始，爸爸从来都是一个快乐的人，从没有见他这样情绪低落过。妈妈也失去了说话的能力，只是一直哭。

"爸爸！妈妈！"小茯苓再也按捺不住，即使被认为是精神病，她也要去抱抱爸爸妈妈！

"啊！孩子，你回来了！"爸爸妈妈同时奔过来，一把抱住小茯苓，再也不想分开。

"你去哪里啦？你知不知道，你让我们担心死了！你这个孩子，怎么总是做这些让人担心的事情呢！"妈妈一边哭，一边责备小茯苓。

"爸爸，妈妈，我告诉你们真相，你们一定相信我好吗？"小茯苓很忐忑，仍然担心父母不相信她。

"孩子，你说吧！我们一定相信你！"经历了一场离别，爸爸也有些后悔对孩子曾经的不信任。

　　小茯苓就把事情的来龙去脉全部说了出来，她独自扛着这些事，实在累极了，孤独极了。现在告诉了爸爸妈妈，小茯苓顿时感觉轻松多了。

　　爸爸听完了，不能敢相信这是真实发生的事情。但他看到孩子真诚的眼神，感觉这应该不是谎话或是不正常的话。

　　妈妈还是不相信，她几次急着想插话，但都被爸爸拉住了。

　　"也就是说，你的朋友们走不出那个世界了？并不是那些奇怪的人关起来的？而是那个世界关起来的？"爸爸努力梳理出思路。

　　"嗯，应该不是那些奇怪的人干的。他们虽然长得奇怪，但是从没有伤害我的意思，尤其是那个君主，对我相当客气呢！"小茯苓认定那些奇怪的人是好人。"我可以自由地出入。但君主说，田小七他们是外人，外人进入那个世界之后就出不去了，除非等到一个机会，但他也没说是什么机会。"

　　"还有，爸爸，那些奇怪的人是谁呢？他们说只有您才能帮助他们！"

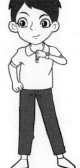

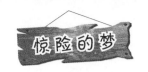

"我能帮助他们？而且，我给你吃了药，他们那里就有感应，难道是？让我好好想一想，孩子。"爸爸拿出笔，在纸上画着，有文字有图，但小茯苓也看不懂。

突然爸爸一拍脑门，说："我可能猜出他们是谁了！"

"他们是谁？"小茯苓好奇极了。

"等等，我以后再告诉你！我们先去试一试！"爸爸出去找了一些药丸递给小茯苓，让她吃了。

小茯苓吃完后感觉舒服多了，好像也有点食欲了。"爸爸，我想吃点东西！"

爸爸想了想，到厨房里鼓捣了一会，然后端出来一碗热腾腾的西红柿鸡蛋面。小茯苓吃得很香，真是饿极了，自从进入梦境后，就没正儿八经地吃过饭呢。

吃完饭，爸爸叮嘱小茯苓："带着这些药丸，每天都吃几粒。接着，我要跟你去梦里，帮你把小伙伴们都救出来！"

"爸爸，你不能进去。你们外人进去，都不能出来。虽然君主说可能有机会出去，但万一没有机会呢！"小茯苓着急了，她真害怕爸爸也被那个世界关起来。

"孩子，你相信爸爸，爸爸会想办法出来，并且带着你们一起出来!"爸爸揽着小茯苓的肩头，温柔而又坚定地说。

小茯苓选择了相信爸爸，因为在她心目中，爸爸一直是一个说到做到的人，而且也是一个善于解决各种问题的人。

"你疯啦?"妈妈一直半信半疑地听着，但是听到爸爸要去女儿的梦里救人，她简直要崩溃了，大的和小的居然一起疯! 她必须阻止他。

爸爸把妈妈拉了出去，跟妈妈说了很久的话。

爸爸擅长讲道理，妈妈善于听道理，最关键的是妈妈一直相信爸爸，最后妈妈含着泪点了点头，说："你一定要说到做到，我在家里等你和孩子一起安全地出来。"

连日来的疲劳，突然到来的放松，小茯苓头挨着爸爸，很快就睡着了。

那个黑洞再次出现了，洞口仍然一闪一闪的，似乎闪烁的速度又加快了。

看到黑洞，爸爸惊呆了，他之前还不能完全确信小茯苓的话，不敢相信自己家里竟然会发生这样奇怪的事情。

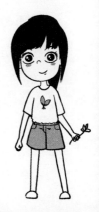

神奇老爸

"爸爸！爸爸！走吧！"小茯苓拉了拉爸爸的手。

"哦！走！"爸爸猛然醒过来，拉着小茯苓走入了黑洞。

一走进黑洞，小茯苓开始担心起来。她不知道爸爸进入黑洞之后，还能不能出来？爸爸能不能救出小伙伴们？那些奇怪的人会对爸爸做什么？

当小茯苓和爸爸一起用力推开大门，进入宫殿的时候，大家看到了小茯苓的爸爸，先是一惊，接着，居然流露出放松和喜悦的表情。尤其是君主，看到爸爸之后格外地开心，跑下殿来一把拉住小茯苓爸爸的手。

"多谢您！一直是您帮助我们！要不是您，我们真不知……"红脸圆胖子的语气中充满了对爸爸的尊敬。

"谢谢您的药！我好多了！"黄脸人的面孔上也出现了一

些笑容，小茯苓第一次看到黄脸人笑。

白脸人、黑脸人也冲着爸爸笑，连青脸人的脸上都好不容易挤出了一丝笑容。

爸爸却没有笑，他板起了面孔。小茯苓对这副面孔很熟悉，她的老师在训同学的时候就会摆出这副面孔。

"我听孩子说，你经常会很烦。你可不能烦，也不能急呀！你是一国之君，如果你急了，大家都会跟着你急的。你得稳住，才能带领好大家。"很明显，爸爸在教育红脸圆胖子，但红脸圆胖子却一点也不着急，头一点一点的，很认真地听着。

"还有你，作为国相，本来是辅佐君王的，但是脾气这么暴躁，怎么辅佐君王！"爸爸又开始训青脸人，青脸人居然也失去了往日的威风，对爸爸也是毕恭毕敬的。

"你爸爸怎么做到的?"毛毛碰了碰小茯苓，他感觉又眼馋，又想学。毛毛向来都是被别人训，他太羡慕那些能够训别人的人了。

小茯苓也是惊呆了。在小茯苓心里，爸爸一直是个很神奇的人，他开的中药很管用，扎针也很管用。很多人生了病，到爸爸这里来，

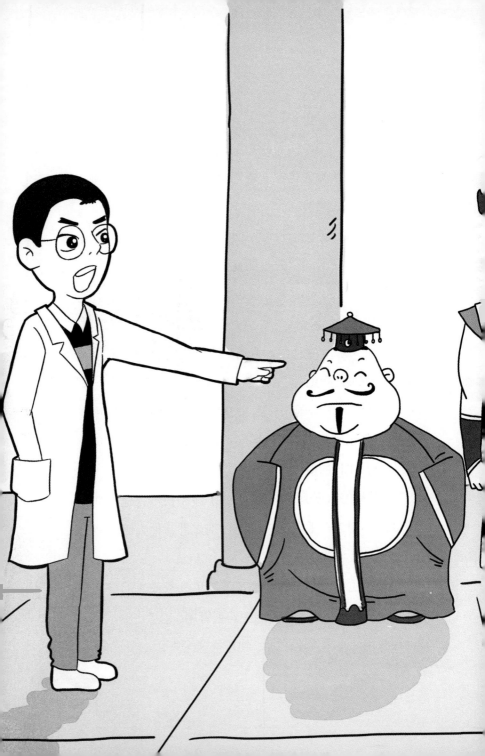

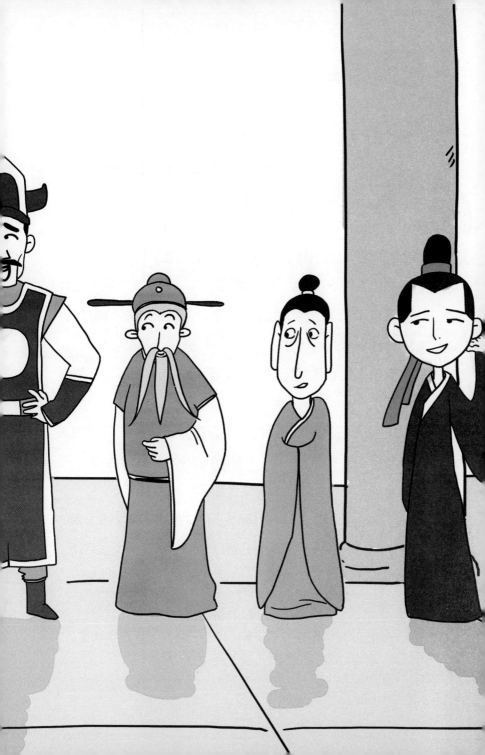

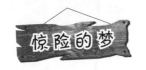

爸爸都能治好。但是，这是另外一个世界呀！

"还有你！不能老躲在一边，不说话！你也是国相，怎么能总不说话呢？这样怎么能辅佐好君主呢？"爸爸瞅见了黑脸人，继续开始训人。爸爸指着青脸人，对黑脸人说："同为国相，他着了急，你应该劝劝他，你怎么能不管不问呢？"

黑脸人低下了头，也不敢搭腔。

爸爸一低头看到了那个黄脸人，立刻换成关心的口气："怎么样，你好点了吗？"

黄脸人连忙说："多亏了您的药呀，我好多了，都能开始干活了！"

"嗯，你多休息，也别累着，身体好了再干活。"说到这里，爸爸回头对青脸人说："他病了，你可别欺负他！"

青脸人吓得连连点头，又摆摆手。

不但毛毛惊奇，其他小伙伴也惊呆了，他们看到这些素日霸道的奇怪人，居然被小茯苓的爸爸训来训去，不敢作声，他到底用了什么办法？他什么时候给黄脸人吃的药呢？大家谁也没看到呀！

"他养好了，你也会慢慢好起来的。"爸爸指着黄脸人，对白脸人说："我一定管着小茯苓，不会让她享受低温空调了。"

白脸人连连点头，又向爸爸拱拱手，脸上充满了崇敬之情。

爸爸训完了，留下五个毕恭毕敬的人，带着小伙伴们回到了他们的住处。

"叔叔，他们为什么怕您呀！"毛毛对小茯苓的爸爸佩服得五体投地，他立志要学会这个技巧。毛毛常被各种人训，他要是能学会，可以经常用得上。

"他们之所以害怕我，不是因为我有什么技巧，是因为我了解他们之间的关系，而且更重要的是，我能用掌握的知识帮助他们！"小茯苓的爸爸笑了。

"我怎么没听懂呢？叔叔。"毛毛傻傻地站在那里。

"这是什么意思？"小茯苓也有点懵，她觉得爸爸总是打哑谜，但她看到黄脸人对爸爸充满了感激。

"听我的指挥吧，我能帮助君主管理好这个地方。虽然已经被他管理得不太好了，当然这其中也有小茯苓的原因。"爸爸看了一眼小茯苓，很有信心地说。

小茯苓有些不好意思，她低下头，见识了爸爸的神奇作用之后，她再也不敢犟嘴了，

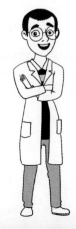

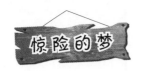

其他的小伙伴也都跟着点头。

"叔叔，我们也有个分工，每个人负责盯一个人。"田小七回过神来，他赶忙把几个人的分工和盯梢的情况汇报给小茯苓的爸爸。

小茯苓的爸爸听完之后，不由得笑了："真还别说，你们的分工很合理。继续这样盯下去，说不定能查出一些线索来。"

"爸爸，这些事情真和我有关系吗?"小茯苓放不下心中的疑问。

"有没有关系，你们跟我走一趟就知道了。"爸爸神秘地笑了。

小茯苓只好揣着满肚子的疑惑跟着爸爸出去了，毛毛也要跟着小茯苓的爸爸，他开始崇拜爸爸了，他要跟着学习一下怎样才能随意发号施令。

田小七和林夏夏也跟在后面，同样充满了好奇。走到拐角的地方，田小七突然看到那个诡秘的身影，趴在墙上，看到他们过来，一闪就消失了。

"到底是谁? 为什么一直跟着我们? 难道这就是黄脸人提到的坏人?"田小七突然感到一阵颤栗。

黄脸人的身世之谜

黄脸人已经开始干活了，但干活的速度还比较慢。

爸爸问："你身体不好，也不知道歇一歇再干活吗？把自己累成这样！"

"没办法呀，以往我累了，他也不停地收集和加工食物往桶里放！也不顾我的身体状况！"黄脸人一脸无奈地说，他指了指屋里的人，只见一个瘦瘦的人正在忙碌着。

屋子上方有个通道在运送食物，瘦瘦的人把通道运来的所有食物都吞进去，然后身体膨胀起来，越来越大，变成了一个胖胖的人，他实在吞不进去了，就坐在那里，喘口气。

爸爸走进屋，问那个吃成胖子的人："他身体都不好了，食物都运送不出去了，你为

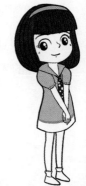

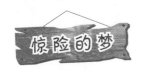

什么不停一停，让他歇一歇呢？"

那个胖胖的人头也没回，无奈地说："收入和加工多少食物不是我说了算的，我就是被动接受。关键是那个叫小茯苓的小孩，一个劲地吃东西。"胖胖的人喘了一口气，说："别埋怨我了，我也没办法呀！我都快累死了！以前我反抗过好几次，一赌气把食物都扔出去了。结果她也没接受教训。"

爸爸回头看着小茯苓笑。

"啊！又提到我了！"小茯苓不明白这个胖胖的人和自己是什么关系。"你是谁，为什么在背后说我坏话！我什么时候给你喂食物了？"

胖胖的人回头看到小茯苓，吓了一跳，说："啊！天呀！你怎么进来的？"

"你是谁？我又没见过你！你说说看，我怎么给你喂食物了？"小茯苓盯着这个胖胖的人，她决定要打破沙锅问到底。

"我，我，我是你的胃！"胖胖的家伙犹豫了一会，说。

"我的胃？！这么……"小茯苓极不情愿地打量着这个胖胖的人，感觉怎么也不像是自己的胃。

"看我现在变胖了，是吧？不想认我，对吧？我刚才还是瘦瘦的，现在变成一个胖子，就是被你撑大的！每次吃饭，你总是把我撑得满满的，直到我什么也吃不下！还有几次，你吐了几回，对不？那就是我实在放不下了，给你退回去了。"

"这个……"小茯苓脸红了，她确实一遇到爱吃的东西，就管不住自己。尤其是自助餐厅的各种食物，对自己充满了诱惑。

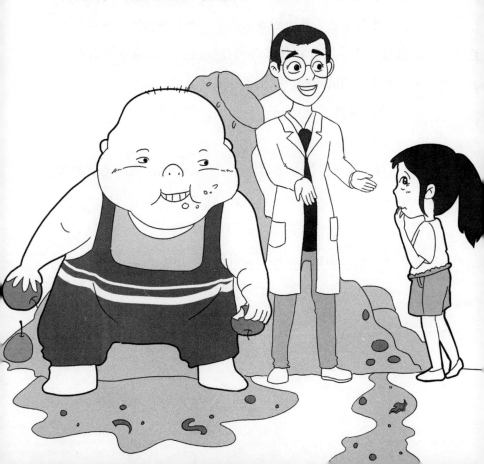

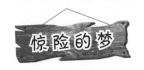
毛毛瞪大了眼睛，终于证实了小茯苓和自己一样，是个见了美食就拔不动腿的人，不由得感慨道："小茯苓，原来咱们是同一类人呀！"说到这里，毛毛也下意识地摸了摸自己的肚子，仿佛感觉自己的胃也在抗议。

"你倒是满足了嘴巴，但苦了我呀！"自称是"胃"的家伙愁眉苦脸地说，"我每天都要拼命干活，快累死了。时间久了，不仅是我，脾也跟着累病了。不过他一病，就没人运送食物和水了，食物和水都积在我这里，你也就没有食欲了，吃不下新的东西，我也正好歇一歇。"

"谁又是脾？"小茯苓羞红了脸，但还是不明白。

"就是那个黄脸人。"爸爸解释说。

"对，每次我把食物消化好了，传给他，他再挑出食物的精华部分，和水一起运送到你身体的各个部分。前一段时间，你每天都吃很多很多，我们只能拼命干活，他体力不支累倒了。最近据说吃了你爸爸开的药，好多了。"

"不过你可要注意，不要因为他好了，就继续再累倒他！"胃瞪大了眼睛，提醒小茯苓。

"是呀，我上次本来就累倒了，不能工作了，你又连续吃五根雪糕，让我的身体雪上加霜，呜呜呜!"不知道什么时候，黄脸人也凑了过来，为自己的失责而伤心起来。"还有，我也没力气造新兵了，上次敌人入侵的时候，我一点办法都没有。"

小茯苓这才明白青脸人为什么对自己那么凶，为什么说自己害了大家。确实是自己害的脾和胃呀!但是自己没害青脸人呀?那青脸人又是谁呢?

"没事，这几天小茯苓估计也没啥食欲了，所以你们也不用干很多活了，正好吃药，养养身体。"小茯苓的爸爸笑着说，"以后她应该知道了。"

"可不，我现在可不算胖，就算微胖。等小茯苓食欲好了，我就变成了巨肥。小茯苓，到那时候，你可能就更不想认我了!"胃开了个玩笑，大家都笑了，小茯苓的脸却通红通红的。

小茯苓不知道自己的任性会伤及这么多无辜，心想今后再也不能这样肆意地吃东西了，尤其是去自助餐厅吃饭，一定要控制好自己，而且再也不能吃那么多雪糕了。

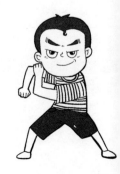

"还好，我们应该能恢复过来。"黄脸人看出小茯苓的羞愧，宽容地对她说，"如果时间长了，那就真坏了，我们就恢复不过来了。对了，你自己也应该有感觉了！"

"孩子，你可以观察一下自己的舌头，舌边有牙齿印了，说明你的脾累了，不能再给他增加劳动量了。舌苔厚了，说明身体里有积滞了，就不要再暴饮暴食了。以后你可以常常观察一下自己的舌头。"爸爸也开始解释道。

小茯苓拿出小镜子看看自己的舌苔，确实像爸爸说的，自己的舌苔很厚，舌头边上还真有一排牙齿印。

爸爸见达到了目的，笑着说："走吧，我们再去看看青脸人！问问他为什么那么恨你！"

是谁导致了青脸人的暴躁

爸爸带着小茯苓来到了青脸人那里。青脸人仍然对爸爸一脸尊敬，转头对小茯苓，仍是一脸的埋怨。

"我又没伤害你！干吗对我这样！"小茯苓心里想。

"你的脾气太暴躁了，你应该好好辅佐君主，才能管理好这个宫殿！"爸爸对青脸人说。

"我也不想暴躁，是她伤害了我！"青脸人面对爸爸，语气缓和了很多，但是仍然隐隐透漏出一股怨恨。

"你那么凶！我哪敢惹你！我都躲着你走！你说说我怎么伤害你的？"小茯苓反问。

"那我问你，你是不是喜欢熬夜？"青脸人接着问。

当着爸爸的面，小茯苓不敢承认，因为

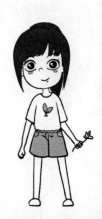

惊险的梦

她都是偷偷的熬夜。这也不能完全怪自己，只怪那些电视连续剧和小说的情节太跌宕起伏，太引人入胜了，有些还在凌晨更新，不熬夜怎么追剧，怎么追小说！当然这些都是背着

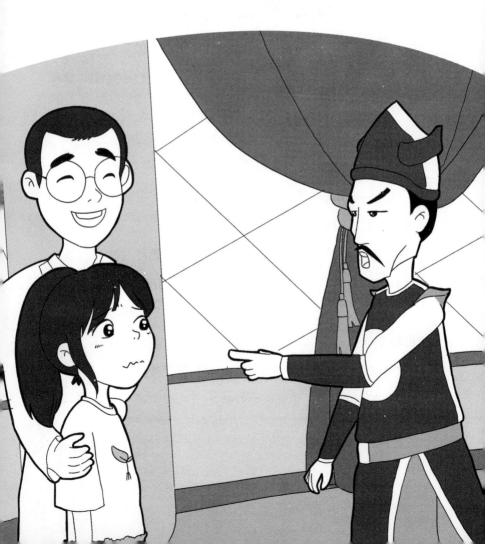

爸爸干的。

在小茯苓心里，躺在床上看手机是一件很惬意的事情。但令人奇怪的是，青脸人怎么知道的呀？

"对不对？你不敢承认了吧。就是你整天熬夜，到了时间不睡觉，害得我受到了伤害，我的脾气也越来越暴躁！你的脾气也跟我一样吧！"看到小茯苓不吭声，青脸人一口气说出来，感觉舒服多了。很多天了，君主不让他说，他憋了一肚子的气。

小茯苓愣住了，确实感觉最近自己的脾气越来越大。

"还有，我脾气大了，只能朝别人发，于是就开始欺负脾了。呃，有时候也欺负胃。我也没办法，我欺负他们是因为我难受呀！我多想健康地活着！"青脸人眼圈红了，他还有一肚子的委屈。

看着小茯苓沉默不语的样子，爸爸明白青脸人说的都是实话。

"孩子，你知道他是谁吗？"爸爸问道。

"不知道。"小茯苓回答。

"他是你的肝！"爸爸的话吓了她一跳。

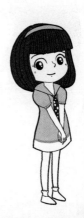

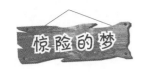

　　"我的肝！这么暴躁！"小茯苓不愿相信这件事，但却发生了。

　　"你经常熬夜，就容易伤肝，所以脾气也会变得暴躁。"爸爸耐心的说。

　　"既然你都知道了，那我索性也告诉你吧，我是你的心！开始不敢告诉你，担心吓到你，现在你什么都知道了。"红脸圆胖子不知道从什么地方钻了出来。

　　"你是我的心！"小茯苓果真被吓了一跳。

　　"所以你想什么，我都知道。"红脸圆胖子冲小茯苓做了个鬼脸，然后开始自责，

　　"国相脾气不好，我劝不好他，也跟着烦啊！我一烦，大家都跟着乱了。"

　　"我是你的肾！"那个黑脸人也冒了出来。

　　"您的身体没什么事吧？"小茯苓口气弱弱的问，头上开始冒汗。

　　"我还好些，我比他们强多了。你还没真正的伤害到我，但我看他们乱成这样，我心里也难受。"黑脸人说。

　　"那个白脸人呢？"小茯苓还在试着理解这一切。

"我在这里，找我呢？我是肺，自从我妈身体不好了，连累了我，我的身体也不好了，经常咳嗽。不仅如此，你还经常用低温冷空调刺激我。对了，你最近也经常咳嗽吧?"白脸人也跑出来了。

　　"嗯，这个嘛，我的身体最近确实不太舒服，也不想吃饭，心里很烦，总爱发脾气，还咳嗽。"小茯苓快速给自己总结了一下，发现这些毛病自己全部具备。他们说的话的确像真的。

　　"你妈妈是谁?"毛毛问白脸人，仍然忘不了自己的疑惑。

　　"就是那个黄脸人——脾。"小茯苓爸爸解释说："脾生病了，肺的身体就可能受到连累，于是开始出现咳嗽等症状。"

　　"那怎么办呀？爸爸。"小茯苓拽了拽爸爸。

　　"你说呢？孩子?"你不是说解铃还须系铃人吗？爸爸笑着反问小茯苓。

　　"唉，以前我总认为他们冤枉我。可跟着您走了一圈，我发现这个世界的混乱确实都和我都有关系。"小茯苓低下了头，低沉而坚定地说："我以后一定要改掉这些坏习惯，我一定让你们过上好日子!"

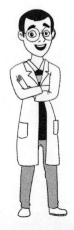

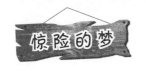
"可是，邱叔叔，我有一个问题。"田小七一直在听，突然问道，同时他的脸上出现了一种疑惑的表情。

"什么问题？"爸爸笑着问田小七。

"我以前看过医学科普读物。他们长的并不像我见到的心、肝、脾、肺、肾的模样？他们的作用也和我学到的不一样呢？"田小七提出自己的疑问，"而且我记得脾只是一个淋巴器官，好像只有造血、滤血、清除衰老血细胞，以及参与免疫反应这些功能，好像和运送食物和水没有太大的关系呀？"田小七好像要把所有的疑问都倒出来。

"嗯，是的，小七提到了一个很重要的问题。这是因为西医的五脏和中医的五脏不是一回事。在西医世界中，五脏是指实质的器官，而在中医世界中，五脏则代表身体各类功能。"爸爸解释说。

"哦，是不是这个意思？中医的五脏代表了不同的功能？比如西医的脾是淋巴器官，而中医的脾是代表运送食物和水这一类的功能。也就是说中医的脾也包含了西医的大肠、小肠的一些功能？"田小七有些明白了。

"是的，孩子。在中医世界里，当五脏这些功能发生异常改变的时候，人就会产生不舒服的感觉。我们就用针灸和中药等来调整这些功能，使之恢复正常。所以中医是以调整人体的功能，使之恢复正常为目的，而不是仅仅针对疾病治疗。"爸爸继续解释。

"哦，我明白了，怪不得大家都说中医治人、西医治病。"田小七点点头。

"你明白了，我怎么没明白。"毛毛感觉小茯苓的爸爸和田小七在用外星人的语言交流，他一点也没听懂。

"既然都明白了，现在我们要做的就是把这个世界恢复正常之后，然后想办法从这扇门出去。"爸爸把孩子们带到宫殿门口。

"叔叔，我想问个问题，您的意思是我们都在小茯苓的身体里？"毛毛终于弄明白了一点。

"是的，咱们都在她身体里。"爸爸点点头。

"哎呀，小茯苓呀，你看看，你把自己折腾成什么样子了！"毛毛撇了撇嘴。

"毛毛，你别说人家小茯苓了，你的身体说不定更加糟糕呢！"林夏夏冷不丁冒出一句。

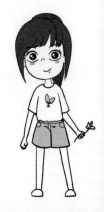

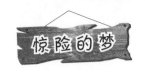

毛毛刚想反击，但心里居然也认同林夏夏的话，自己的身体说不定也不太好。他又突然想起了什么："咱们走的那个隧道，那是什么地方？

"或许是？自己猜吧！"爸爸卖了个关子。

"有些臭，有些软，啊！那到底是什么地方？"毛毛开始了各种猜测，突然想到什么，嘴里正在嚼的一口馒头差点吐出来，说："我回去要把所有的衣服都扔了！怪不得那么臭，大家还嫌我毛病多！"

"这个我也不能确定。"爸爸也学着他们的样子，一摆手，眉头一扬，笑了，"不早了，咱们该回去了"。

"等一等，我想上厕所。"田小七不好意思的说，"我有些着急。"

"我陪你去吧！"爸爸说。

"不用，我都这么大了，哪能让您陪着去厕所。"田小七红着脸说完，就急匆匆的跑出门。

宫殿里并没有厕所，田小七找了一个隐蔽的地方，快速解决完个人问题，顿觉一身轻松，突然肩膀被拍了一下，他下意识的回头一看，立刻传来了惊恐的叫声"啊！救命！"

诡秘的白影

　　大家等了好长时间，田小七也没有回来。

　　"田小七怎么还没回来?"爸爸觉得时间太长了，不免有些担心。

　　"这个地方可不好找厕所。"毛毛做了个鬼脸，"我们都是找个隐蔽的地方，然后……"毛毛突然察觉到小茯苓的脸色变化，赶忙说："小茯苓，对不住呀! 我们也是无奈的。"

　　小茯苓不愿提这件事，更不愿接这个话题，转过头对爸爸说："要不我们去找找田小七吧，我总觉得心里很慌呢!"

　　爸爸点点头，他心里也有些忐忑。

　　"田小七!"大家使劲喊，可传来的只有

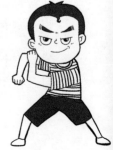

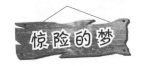

空荡荡的回声。

"爸爸，田小七难道失踪了？"小茯苓更加担心了。

"我们再找一找！"爸爸感觉到田小七可能真的遇到了什么事情，但仍抱着一丝希望。

"邱叔叔，我们分开找吧，我带着林夏夏去左边找，您带着小茯苓去右边找，一会还来这里集合，这样找的范围大一些。"毛毛想起了电影中的搜寻策略。

"我才不跟着你呢！"林夏夏不同意。

爸爸也感觉这样寻找确实快一些，但换了个组合方式，"我带着林夏夏，毛毛你带着小茯苓，我们一定要保护好女孩子。"

毛毛感到自己被委以重任，他冲邱爸爸郑重地点了点头。

"按理说，田小七早就应该回来了。"小茯苓心中充满了担忧。

"是不是遇到什么事情了？田小七和我不一样，他一点也不莽撞，是个胆大心细的人！还有，田小七曾对我们说过，黄脸人曾提醒他小心有坏人！"毛毛猜测说，突然感觉自己在团队中也挺有用。

小茯苓也想起来了，"难道黄脸人真的知道些什么？我们找不到田小七，就去找黄脸人问问，他说不定真的了解一些内情。"小茯苓分析道。

"你说，黄脸人是不是和他一伙的？"毛毛突然说。

"黄脸人是我的脾，怎么会和坏人一伙呢！"小茯苓着急了，瞪着毛毛说。

"那你认为他们是什么关系？"毛毛有些不服气，回瞪着小茯苓。

"是……"小茯苓说不出来了，她也不明白他们是什么关系，但仍然瞪着毛毛。

小茯苓心里也充满了疑惑，为什么黄脸人知道坏人的存在，却不告诉我们到底是谁？难道他们之间真有什么不可告人的秘密？

"小茯苓，我没别的意思，就是觉得黄脸人好像有什么事情瞒着我们。"毛毛看到小茯苓不说话了，感觉自己的话可能有些伤人，赶忙解释说。

"毛毛，我刚才也有些着急了。你说的话

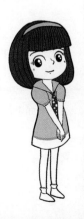

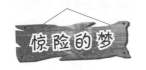

有一定的道理，我原来只是感觉你挺讲义气的，想不到你还具备逻辑思维能力。"对刚才的失态，小茯苓也有些不好意思。

什么叫逻辑思维？毛毛不明白，但是也没好意思问。

两个孩子一边喊着田小七的名字，一边四处仔细地寻找。

邱爸爸和林夏夏也在寻找田小七。突然，眼前白影一闪，消失在前面的一个狭小的胡同里，邱爸爸感觉到这个白影一定和田小七的失踪有关系。

邱爸爸迟疑了一下，对林夏夏说："孩子，里面危险，你在这里等我，记得，千万别去任何地方，就在原地等我。"说完，他快步走入那个胡同。

一进胡同，邱爸爸又看到那个白影一闪。邱爸爸赶紧加快了脚步，想跟上它，但是白影却异常灵活，邱爸爸越走越快，眼看离白影越来越近，但在一个拐弯处，白影却突然消失了。

没追到白影，但邱爸爸却突然发现自己竟然回到了原地，更加令人感到恐怖的是，林夏夏却在原地消失了！

再次聚到一起的时候，小茯苓只看到爸爸一个人，赶忙问道："爸爸，林夏夏呢？"

"我也不知道怎么回事，本来我一直拉着她。可看到了一个神秘的白影，我觉得它和田小七的失踪有关系，就去追。追着追着，白影消失了，我发现自己回到了原地，却发现夏夏不见了！"爸爸焦

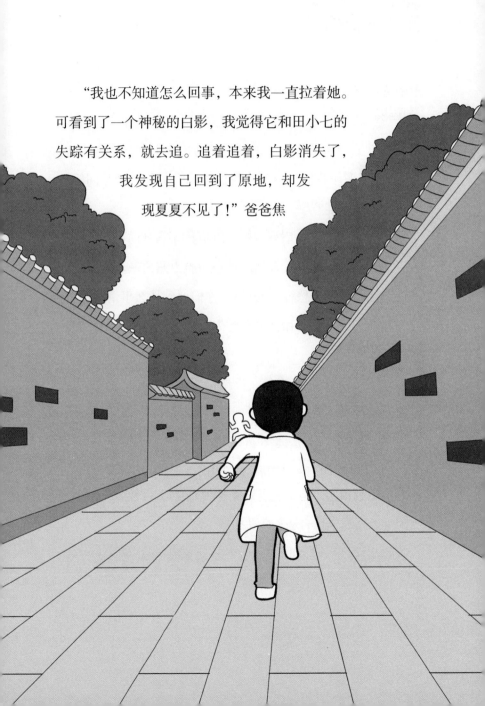

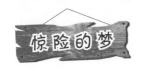

急中透露着自责。

"爸爸，这一定是那个坏蛋用的调虎离山计！"小茯苓感到对方太狡猾了，她不由得暗暗为田小七和林夏夏担心。"他还会回来抓我们！爸爸，我们去问问黄脸人吧！问问这个坏蛋到底是谁？"

黄脸人正在干活，看得出来，他的身体状况比前几天好多了。

"您来了！"黄脸人看到邱爸爸，脸上露出一丝笑容，但是看到他们却满面愁容，问道："你们遇到什么事情了？"

邱爸爸把田小七和林夏夏的失踪告诉了黄脸人，黄脸人愣住了。

"一定是那个小子干的，没错！就是他干的！"黄脸人恨恨地说。

"那个小子？他是谁？"小茯苓着急地问道。

"唉，别说了！我一定帮你们把田小七他们找回来。"黄脸人径直走到泵的前面，脸上充满了懊悔，眼睛瞪着前方，一声不吭。

这时候，门突然被推开了。

"你在这里！"白脸人一进门就着急地对小茯苓说："快走！君主四处找你！紧急情况发生了！"

可怕的无形卜

小茯苓跟着白脸人一口气跑到了宫殿里。

只见红脸圆胖子坐在哪里，表情有些严肃，黑脸人和青脸人正在热烈地讨论着什么。

"你来了!"红脸圆胖子喊出来。"我的国相告诉我，最近好像快有机会了，就是你们出去的机会。但……"红脸圆胖子说到关键的地方，又犹豫了。

"但什么? 你倒是说话呀!"小茯苓着急了，她最近情绪的确不好。

"但是，如果你们这次出不去，就永远也出不去了! 包括你在内!"青脸人接着说出了红脸胖子没话说完的话，"而你们都不是这个世界的人，你们再也回不来了。"青脸人的话听

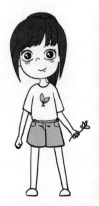

089

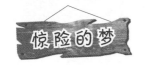

起来那么可怕。

"啊！"小莍苓吓了一跳，追问："那我们会去哪里？"

"不知道，我们也算不出来！因为从没有人进来过，更没有人出去过。"青脸人的话很直接，"有可能你们就永远消失了！"

"那我们什么时候能出去？"小莍苓感到这个出去的机会太重要了，急切地追问。

"我的国师说，你们进来的时候应该能看到一个黑洞，洞口有闪烁的光。光的闪烁速度应该越来越快，当到达一定速度，融合成一个光圈时，会出现时空的暂时逆转，大门就会反向打开，我们宫殿的门就会面向外人打开，这就是你们出去的时机。但如果这时候你们没有出去，光圈就会消失，这个黑洞就会跟着也永远消失了。"君主严肃地说。

"那光圈融合还需要多长时间？"小莍苓感觉时间应该挺紧迫了。

"应该快了。我已经派了专门的人盯着，一有消息就会告诉我。你们这一段时间千万别跑远，做好准备随时撤离！"君主告诉小莍苓。

"现在还不行！"小莍苓声音很大，眼泪顺着面颊流了下来，吓了大家一跳。

突然到来的机会让小茯苓感到暂时的喜悦，但田小七和林夏夏的失踪又立刻冲淡了这种喜悦。自己绝不会把朋友们丢在这里，可这个坏人到底是谁呢？

"田小七和林夏夏都失踪了，我们觉得和脾有关系，可他却什么也不说，只说帮我们抓住坏人，找回林夏夏和田小七！"小茯苓急得直跺脚。

"坏人是谁？"红脸圆胖子大吃一惊，他也不知道自己宫殿里什么时候出现了坏人，居然把两个孩子绑架了，"得赶快把他们找回来，你们出去的机会随时可能出现，千万别错过这个机会啊！"

"可现在一点头绪也没有！"小茯苓心里乱极了。

"应该和脾有关系，但你们千万别逼他，我相信他会想出办法的。"黑脸人突然说话，吓了小茯苓一跳。

小茯苓告别他们，赶紧回去找爸爸和毛毛。

跑着跑着，不知道撞到了什么东西，只感觉软软的、黏黏的，还有弹性。小茯苓被弹到了一边，差点摔倒，趔趄了几下这才停住。

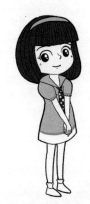

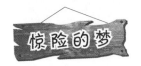
小茯苓抬头一看，只见一个半透明的无形人立在跟前，看不到五官，只露出一双眼睛，透出一丝恶狠狠的凶光。

"你是谁?"小茯苓感觉心快要跳出来了。

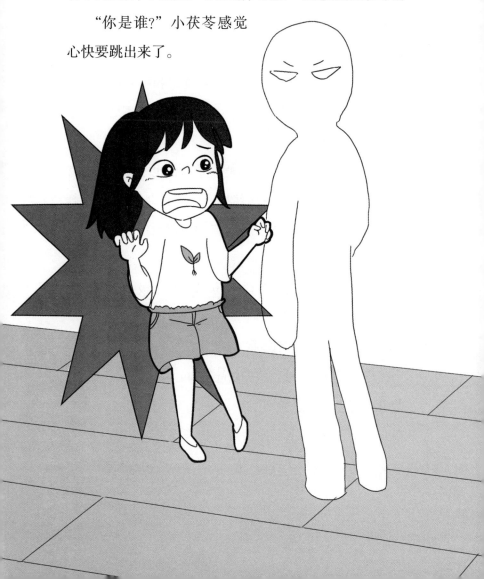

"别问我是谁？我也是你身体的一部分。听我劝你一句，别折腾了，赶快带着你爸爸和朋友们出去吧！不要管这个世界的闲事！"这个无形人冷冷地说。

"不行！这个世界的混乱是由我引起的！我要负责到底！我不但要带爸爸和朋友们出去，并且我要让这个世界恢复秩序。"小茯苓虽然有些害怕，但很坚定地说。

"那又怎么样？你改变不了的，放弃吧！找机会出去吧！"无形人的眼神变得更加凶狠，一字一句地说："否则，我会让你生不如死的！"

"最近，你是不是晕倒过好几次？对不对？就是我让你晕倒的！"无形人冷笑地说。"还有更厉害的呢！那两个小孩是不是失踪了？如果你再插手这个世界的事情，我就让他们永远消失！"无形人冷笑了一声，突然消失了。

小茯苓只觉得头皮发麻，她也不知道这个可怕的家伙到底是谁？为什么阻止自己去改变？

小茯苓推开门，爸爸和毛毛围上来。

"他们找你什么事？"爸爸问。

"他们说出去的机会快到了！怎么办？

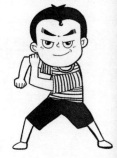

爸爸，田小七和林夏夏还没找到！我们怎么能走呢！"小茯
苓哭起来。

"别着急，我们一定会找到他们的！"爸爸忍住焦急，安
慰小茯苓。

"爸爸，我今天看到一个可怕的无形人！他好像是半透
明的，他说是我身体的一部分，他还警告我，不让我插手这
个世界的事情！"小茯苓回想起那个可怕的无形人，忍不住
又打了一个寒战，"他说田小七和林夏夏就是他抓走的！他
的眼神看起来真可怕！爸爸，他是谁呢？"

"田小七说他也曾见到过一个奇怪的无形人呢！不知道
是不是同一个人。"毛毛也想起田小七的话，"他跑得很快，
一转眼就不见了。"

"是的，他的确消失得很快。"小茯苓也点了点头。

"半透明的？消失得很快？可以让小茯苓感到头晕？"爸
爸把所有的线索都联系起来，好像想起来了点什么。

突然，小茯苓感觉有些恶心，她想吐，但没吐出来，只
是吐了几口口水。她有种感觉，可能就是那个可怕的无形人
干的，他又在警告自己不要多管闲事！

揭秘无形人

"走!"爸爸突然拽着小茯苓要走。

"去哪里?"小茯苓觉得爸爸知道了什么,但没告诉自己。

"去找这个神秘的无形人去。"爸爸说。

"爸爸,他看起来真的挺可怕。"小茯苓从内心里有些惧怕这个无形人。

"没事,孩子,有我呢! 还有,我们必须找到他,找不到他,我们就无法确定他是谁? 也不能对症下药了!"爸爸的态度很坚决。

"可怎么找他呀? 这个家伙神龙见首不见尾! 再说就是找到他,他也会消失得无影无踪!"小茯苓有些犹豫。

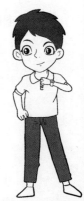

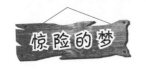

"我们去找黄脸人！黄脸人好像知道内情。"毛毛突然想起来。

"对，咱们去找黄脸人吧，估计那个无形人就在那里！"爸爸又下了一个结论。

"为什么？"小茯苓不明白爸爸为什么这么肯定。

"刚才你想吐呢，对不对？"爸爸提醒她。

"是的。"小茯苓点点头。

"如果真的是这个无形人造成的，说明他就在黄脸人那里！"爸爸推理道。

还没走近黄脸人的门，大家却听到了激烈的争吵声。

"你离我们远点！别再折磨我们了！还有，你赶快把那两个孩子放了！"这好像是黄脸人的声音。

"想得美！既然把我造出来了，不可能你让我走我就走，你让我留我就留！"小茯苓感觉这个声音很耳熟，好像来自那个可怕的无形人。

"我早晚要消灭你！"黄脸人的声音已经有些颤抖了。

"就你现在这个状况，还消灭我！有本事你就来呀！"无形人很得意地说。"你知不知道，我现在并不孤单，我也建立了自己的团队，我们已经成功地抓了两个小孩，我还要把他们一个一个都抓住!"

突然，门"砰"地打开了，无形人飞出来，看到他们，嗖的一声，再次消失得无影无踪了。

小茯苓飞快地冲进屋子，黄脸人坐在床上，耷拉着脑袋，不断地叹气。

"那个无形人真是你造出来的?"小茯苓着急地问。

"是。本来我想尽快找到他，悄悄消灭他，不想让你们知道，可现在也瞒不住了。他是我造出来的，但我是无奈的!"黄脸人叹了口气，"前一段时间，我身体不好，他就是趁这个时机产生的。"

"你怎么会造出这么可怕的家伙?"小茯苓更加着急了，她可不希望毛毛的猜测是对的。

"我，我，我也不想呀!"黄脸人低下了头。

小茯苓还要追问，却被爸爸一把拉住了。

爸爸说:"孩子，你别怪他了。其实这个可怕的无形人，是你自己造出来的。"

"我自己?"小茯苓愣住了。

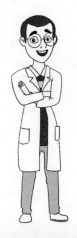

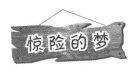

"如果你的脾没有生病的话，就不会造出这个可怕的无形人了。"

"是的，前一段时间我的身体出问题了，泵不动水了，水就积累下来了。"黄脸人叹了口气，接着说："结果，这个

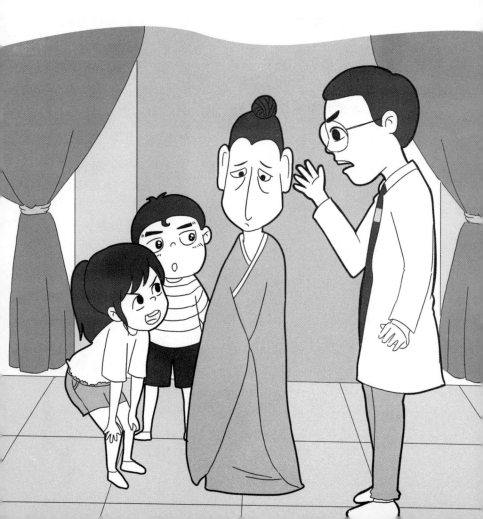

可怕的家伙就在积水中产生了。他刚开始很小，我没发现，结果他越长越大，开始四处作恶。我发现了之后，就一直想消灭他，但却没有力气。"

"他是谁呀?"毛毛听不懂了。

"他是痰!"爸爸回答说。

"痰? 痰不是我们咳嗽的时候带出来的吗?"毛毛想起"不能随地吐痰"的标语。

"是的，那是你看到的痰。还有你看不到的痰，也存在我们身体里，伤害我们的身体。"爸爸解释道。"而痰的产生，和脾的关系最大。小茯苓不健康的生活习惯伤害了脾，你们看脾不能泵水了，水积累得多了，就可能造出痰。所以归根结底，可怕的无形人正是小茯苓自己造出来的，反过来再伤害她自己。"

"刚才他来骚扰我，我也很难受。"突然传来的一个声音，让小茯苓很奇怪，这又是谁? 和自己一起被无形人折磨?

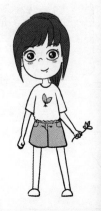

无形人的死对头

　　小茯苓回头一看，竟然是胃，他不知道从哪里窜了出来，也来诉苦。

　　"你也被他骚扰了?"小茯苓问。

　　"孩子，他骚扰胃，你就会有恶心、想吐的感觉，所以我刚才才能断定无形人在黄脸人这里。"爸爸告诉小茯苓。

　　小茯苓点了点头，心中充满了对无形人的害怕，"他还能怎么伤害我?"

　　"除了让你恶心，还能让你头晕!"

　　"是的，这一段时间我头晕过好几次呢!除了头晕呢?爸爸。"小茯苓不知道还有什么更加可怕的伤害。

　　"还能让人的身体里长一些包块!比如在脖子上的包块，大多就是痰积聚在哪里产生的。"爸爸回答。

"啊，那我一定要逮住他，不能让他乱跑！"小茯苓既担心田小七和林夏夏的安危，也担心自己。因为她想起了医学科普课上，看到的那些长在身体里的包块图片，她可不想长那些包块。

"可是，他很灵活，你根本逮不住他！"爸爸的话吓了小茯苓一跳。

"那我该怎么办？怎么抓住这个痰？"小茯苓充满了恐惧。

"痰有两个克星。"爸爸说。

"啊，都是谁？咱们赶快把他们请来吧！"小茯苓急切地说。

"一个是造他的脾，脾是阻止他下一代产生的克星。所以重要的是，我们要让脾恢复健康！但是单凭脾一个人，也消灭不了他！"爸爸的话像环山路一样迂回曲折。

"那谁能帮脾消灭痰呢？"小茯苓看看爸爸和毛毛，好像都不是能飞檐走壁，抓住痰的人。

"你得再出去一趟，出去买个药。"爸爸对小茯苓说。

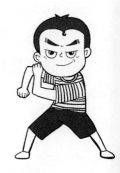

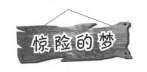

"好，买什么药？爸爸，你前一段时间不是给我吃药丸了吗？"小茯苓问。

"你吃的药丸，只是帮助脾恢复健康的，作用太慢了。我给你开剂汤药，作用不但快，还加入了痰的另一个克星，甚至可以说，是他的死对头！"爸爸回答说。

"他的死对头是谁？"小茯苓一听痰有死对头，很兴奋！

"是一味中药，叫半夏！半夏和脾一起，能把这个无形人和他的团伙消灭掉！"爸爸很有把握地说。

"半夏？半个夏天？"小茯苓不禁对这味中药的名字产生了兴趣。

"是的，半夏就是夏天过一半时采收的，所以叫半夏，这可是痰的死对头。"爸爸点了点头说，重申了一遍。

"叔叔，里面还有茯苓呀！是茯苓饼吗？"毛毛也凑过来看药方，他看到了茯苓，这勾起了他的胃口，他已经好几天没有痛快地吃一顿了。

"是中药茯苓，不是茯苓饼。"爸爸看着毛毛说。

"我能吃吗？唉，算了，中药肯定也不好吃。我小时候偷尝过妈妈喝的中药，太苦了。"毛毛食欲旺盛，不放过任何看起来能吃的东西，但想起妈妈喝过的中药汤，脑袋就耷拉下来。

"孩子，中药可不一定都是苦的，有甜的，比如甘草，比糖还甜。也有怪味的，比如五味子，据说有五种味道呢。"爸爸说到这里，猜到了毛毛的想法，"茯苓虽然不苦，但也不算好吃，你当零食好像不太行。"爸爸拍了拍毛毛，他虽然明白毛毛期待什么，但确实满足不了毛毛的愿望。

"买了之后呢？我把药吃了？"小茯苓问。

"你让药店的叔叔阿姨帮你煎好，立刻喝下去。"爸爸告诉小茯苓用法，他担心有些莽撞的女儿会直接把中药生吞了。

"接下来，我要掩护你离开这里！"爸爸接着说。

"掩护我？"小茯苓还不明白。

"是的，小七和夏夏也不知道怎样了！我可不希望你和毛毛像他们一样失踪。"爸爸真担心剩下的两个孩子也被痰抓走。

爸爸和毛毛一直把小茯苓送到了门口。

小茯苓离开了黑洞，在街上找到一家药

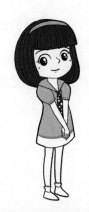

店，药店的叔叔帮忙煎好了药。小茯苓也不觉得苦，一口气全部喝了下去。

喝完药，小茯苓回到家中，躺在床上，静静地等待入睡。

这时候，却听到大门打开的声音。是妈妈回来了！妈妈的脚步听起来很沉重，好像一步一步挪进了大门。

小茯苓刚要跑出去，却听到急促的敲门声，小茯苓赶紧返回屋里躲进衣橱里。

"你孩子回来了！那我孩子呢？你把我的孩子藏到哪里了？"一个尖锐刺耳的女声传来，仿佛刀子划玻璃的声音。

"我孩子没回家呀！我老公也不见了！"妈妈的声音变得那么沙哑。

"别骗我们啦！我刚才在药店看到小茯苓了，我一路跟她回来的，她现在应该已经回家了！"那个女声继续高亢地喊着。

"您怎么这样不相信人呢？小茯苓真的没有回家！"妈妈感觉被冤枉的滋味真不好受。

"我明明看到你孩子了！好！你等着！我去找其他人

来!"这个女声又高喊了一声,转身气冲冲地走了。

屋子里恢复了寂静,妈妈的抽泣声慢慢传来。

小茯苓听到妈妈的哭声,赶紧从衣橱里出来,走到妈妈跟前,用小手楼住了妈妈。小茯苓记得自己难过时,总喜欢妈妈这样搂着自己。

啊!妈妈冷不丁被搂住了,吓了一跳。当她看到是宝贝女儿时,哇的一声大哭起来,"刚才她们说看到你了,我以为那不是真的!我是不是在做梦呀!"

小茯苓也哭了,才几天的时间,可妈妈就变得这么憔悴了。妈妈以前是一个很精致的女人,总是穿着套裙和高跟鞋。可是,现在她的头发乱糟糟的,身上穿着肥大的裙子,脚上套着一双拖鞋。

"你们怎么去了这么长的时间?把我丢下不管了!你爸爸没事吧?"妈妈一边哭着,一边急切地问。

"妈妈,你别哭了,我这不是回来了嘛。爸爸也很安全,您放心吧!"小茯苓给妈妈擦了擦眼泪。"妈妈,您这次相信我了吧?这些事情真的发生了!"小茯苓继续说。

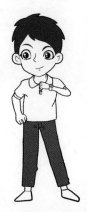

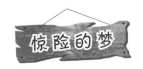

惊险的梦

一提到被冤枉，妈妈马上想起自己刚才就被冤枉了一次，她下定决心选择相信孩子。

正在这时，又传来急促的砸门声，随之，几个人高声的喊叫声也传了进来。

"他们来了，你快跑！要不他们不会放过你的！"妈妈惊恐地对小茯苓说。

"他们是谁？"小茯苓问。

"就是你同学的家人们。快走吧！赶紧把你爸爸和田小七他们带出来！"妈妈站起来，走过去顶住门，她决定全力

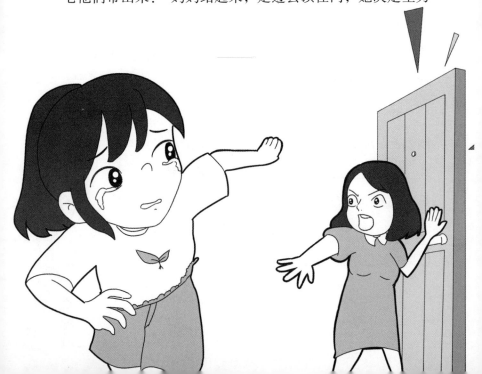

保护孩子。

"我不走！"小茯苓感觉不能扔下妈妈。

"孩子，求你了，快走吧！如果你现在不走，一会你就走不了了！求你了！一定要把爸爸他们安全地带回来！"妈妈顶着门，眼睛中充满了对小茯苓的期望。

"好的，妈妈！"小茯苓忍住眼泪，跑进卧室，突然又一阵头晕袭来，她昏了过去。

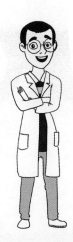

消灭无形人

再次见到黄脸人的时候，小茯苓看到他居然伸直了腰。往常看到他的时候，他总是弯着腰，一副没有力气的样子。这次黄脸人看起来有力气多了，他一使劲，就把两个泵重新开启了，随着泵的开启，地上的积水越来越少。

黄脸人旁边出现了一个白衣人，身后还有一些随从。白衣人阔眉大眼，很威武的样子。白衣人手里拿着一个古怪的袋子。

"你是谁？"小茯苓不认得这个人。

"我就是半夏！痰的死对头！你请来的救兵！你把我吃进来，就不认识我了？"白衣人笑着说。

"好了，不多说了。我们一起去抓那个家伙。"黄脸人急切地拉起白衣人就要走。

"你们怎么去抓那个可怕的痰?"小茯苓并不确定他们是否有这个本事。

白衣人举起手中的袋子,"这个就是专门抓痰的袋子,抓住他之后,他就会慢慢地消失在袋子里,再也不会祸害你的身体了。"白衣人笑了,黄脸人也跟着笑了,黄脸人笑起来的样子也很可爱呢。

"这是不是像《西游记》中的收妖袋? 我也去帮你吧,我跑得快。"毛毛一看这个袋子,觉得很有趣。他特别想看看神奇的袋子怎样收痰,于是撸起袖子来,也跟在黄脸人身后。

"你可帮不上我们,这是我们干的活。还有,你要跟着我们,要小心那个可怕的痰跑到你的身体里,你会很难受的。"黄脸人吓唬毛毛。

毛毛果然被吓了一跳,感觉可怕的痰仿佛真的钻进了身体里,浑身都不自在起来,他连忙倒退了几步,撤回到小茯苓身边。

黄脸人和白衣人大步流星地走了,望着他们的身影。小茯苓感叹道:"脾挺起腰来真好看呀! 我喜欢他有力气的样子!"

"可不是，你可别让他再次没有力气了！"爸爸换个角度继续教育孩子："这次把你的脾治好了，下次可就未必了！"

小茯苓有些不好意思，连忙换个话题："你们说，白衣人的袋子是用什么做的？怎么抓痰呀？"

再说白衣人带着黄脸人，越走越快，左拐右拐，走到了一个狭小的胡同中，白衣人突然停下，鼻子一动，仿佛嗅到了痰的气味，于是大声喊道："出来吧，别藏了，我知道你就在这里！"

只觉一阵阴风刮来，痰突然出现了。

"干吗这样赶尽杀绝呢？你造出了我，又要消灭我！"痰恨恨地对黄脸人说。

"我可不想造出你，那是因为我的身体不好，没能制止住你！你这个坏蛋，前一段时间趁着我身体不好，到处为害！"黄脸人瞪着痰。

"我就不明白了，那个小茯苓那么任性，她把你也害苦了，你为何要帮助她！"痰继续劝说黄脸人。

"因为我们是一个整体，谁也离不开谁！别废话了，进来吧，省得我们动手！"黄脸人厉声说道。

　　瘀听到这里，猛然发现白衣人手中的袋子，脸上流露出无比畏惧的神情，他转身一跳，就要逃走。白衣人比他更快，把袋子向空中一抛，只见袋子从空中展开，变得巨大无比，朝瘀的身上罩去。

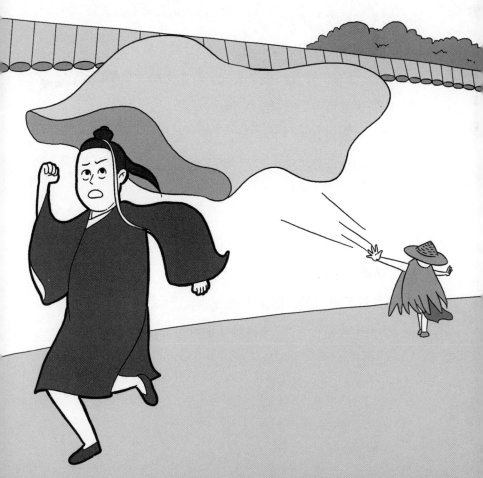

惊险的梦

痰吓得用力逃窜，但终究没有快过袋子，袋子整个扣到了他的身上，袋口却不断收缩，把痰裹了起来，回复到原来大小，然后飞回到白衣人手中。

这时候从一个小房子里突然飞出一个个白影，速度极快，向白衣人撞过来。白衣人并不惊慌，只将袋口打开，那些白影全部被收了进去。

白衣人收好袋口，背在身上，转身就要离开。

黄脸人说："等等，我要去找那两个失踪的孩子！"转而对着口袋里的痰说："你把他们藏到哪里了？"

只听口袋里传来一声狞笑，"我不会告诉你们，他们会慢慢地在这个世界里消失！"

寻找失踪者

　　黄脸人和白衣人走进痰藏身的小房子里，里面空荡荡的，什么都没有发现，田小七和林夏夏被可怕的痰藏到了哪里？

　　在焦急的等待中，爸爸和小茯苓终于盼来了黄脸人和白衣人。

　　"他们呢？"小茯苓只看到了黄脸人和白衣人，急切地问。

　　黄脸人知道小茯苓问的是谁，但他摇了摇头，无奈地说："只是抓住了痰，孩子们并没有找到。"

　　"痰被抓住了？"爸爸指了指白衣人手中提的袋子，他看到袋子变得鼓鼓囊囊，里面有什么东西还在动着。

　　"嗯，那当然，我经常抓这种东西，放心吧！"白衣人抖了抖袋子，"一会他就会消失在

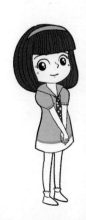

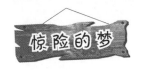

袋子中了。"

"半夏可是痰的死对头！他的工作就是化痰！"爸爸再次强调，"坏家伙，你把孩子们藏到哪里了？"爸爸踢了踢袋子。

"我说过了，我永远也不会告诉你们！你们也不会找到他们！"这时候袋子突然剧烈颤动动起来，痰恶狠狠的声音也传了过来："你们永远也消灭不了我！"

痰在里面挣扎着，变得越来越小，但是他的声音却越来越高："小茯苓，你等着，总有一天，等你暴饮暴食的时候，等你狂吃雪糕的时候，等你的脾再次受伤的时候，我一定会再回来的！"突然，袋子塌下来，痰的身体和声音一起消失了。

小茯苓连忙打开袋子，看看里面，空空如也，她真害怕痰重新回到她的身体里。

"他还会回来吗？"小茯苓回过头问爸爸，又像在问黄脸人，但是谁也没有回答，因为谁也不知道。

"咱们得赶紧去找田小七和林夏夏，我要找到他们一起走。"小茯苓很坚定地说。

爸爸也跟着点了点头。毛毛不知道说什么好，就跟着跺了跺脚，上次他看到田小七就是这样表达决心的。

小茯苓说："爸爸，我觉得很奇怪，田小七和林夏夏肯定不会凭空消失的，一定是被痰藏到了什么地方。"

"你想去哪里找？"爸爸不解。

"我去痰常待的地方找找，应该能发现些线索。痰这么狡猾，一定会把他们藏到一个他自认为保险的地方。"

"带上我吧，虽然帮不了多少忙，至少能帮你打打下手。"毛毛主动请缨。

"你的作用大着呢，咱们团队少了谁都不行！"小茯苓说。

在黄脸人和白衣人的带领下，三个人重新回到了痰藏身的地方。里面空无一物，只有四面墙。小茯苓仔细地观察了一会，突然说："你们看，这里好奇怪！"

顺着小茯苓的指向，大家看到一面墙。

"有什么奇怪的？"毛毛看不出这面墙和其他的墙有什么区别。

"这面墙和其他的墙不一样！这面墙格外得干净！好像被人特意打扫过！"小茯苓思索着，

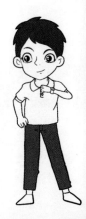

115

"这面墙应该和其他的墙一样才对，为什么会这么干净，难道是为了掩盖什么？"

"掩盖什么？"毛毛想不出来。

"掩盖不想被别人发现的秘密。"小茯苓弯下身子，开始仔细地查找起来。

这面墙壁的确格外的干净，但看上去并没有特殊之处。小茯苓伸出手仔细地摸了一遍，感觉有个地方似乎有些异样，摸上去有一个圆圆的凸起，小茯苓使劲一按，凸起突然陷了下去，这面墙就缓缓地打开了，逐渐露出了一个密室。

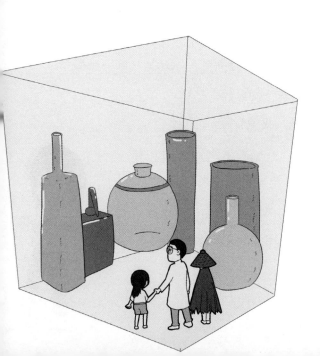

密室里有很多奇怪的巨大罐子，有圆形的，有方形的。小茯苓打开一个圆罐子，却见里面有一层膜。白衣人走过来，一下把膜撕掉了，竟有一个孩子蜷缩在里面。

"夏夏!"小莜苓认出了自己的伙伴,大声喊叫着,但林夏夏毫无反应。

白衣人把林夏夏抱了出来,林夏夏双目紧闭,好像睡着了。

"等等,这里还有一个人,是不是田小七?"毛毛探下身子,看到罐子里隐约还有另一个人的身影,于是喊道。

紧接着,田小七也被抱了出来,但他也昏了过去。

"他们怎么啦,不会死了吧?"毛毛害怕地问。

"等等,我来试一试。"白衣人从衣服中拿出了两颗丸药,塞进两个孩子的嘴里。过了一会,两个孩子仍然没有醒过来。

"你怎么啦!快醒醒呀!别吓唬我呀"毛毛急了,他拼命摇着田小七的身体,哭喊着。

"别摇了!别摇了!我晕!我晕!"田小七突然捂着头,说了一句。

"这是哪里呀!"林夏夏也醒过来了。

毛毛吓得一屁股坐到了地上,吁了一口气,说:"我还以为你们死了呢!吓死我了!"

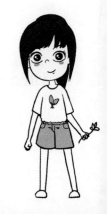

117

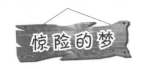

惊险的梦

看到小伙伴们醒过来了，好奇的小茯苓又去打开了方形罐子的盖子，"天呀！这里面又是什么？"

听到小茯苓的惊叫，大家围了过去，只见罐子里有一团团半透明的物体，在方形罐子中蠕动着。

"应该是他们造出的下一代，将继续危害你的身体。"白衣人仔细看了一下，对小茯苓说。

"也是痰？"小茯苓吓坏了，她最担心的事情发生了，她着急地问："那怎么办？"

"除掉它们！"白衣人斩钉截铁地说，说完打开袋子，袋子忽的一下变大了，竟将所有方形瓶子里的半透明物体都收进去了。

"别忘记，我可是痰的死对头！"白衣人笑着说。

"那个，半夏大哥哥，咱们商量件事情吧？你那个袋子，能留下吗？"小茯苓心想如果留下这个袋子，以后就再也不怕痰了。

"这个袋子一旦离开我，就没有用处了，它只有跟着我，才能消灭了痰。"看到小茯苓失落的样子，白衣人笑了，"别担心，下次痰再出现的时候，记得叫我来。但是，希望你们以后都不再需要我了！"半夏说完，嗖的一声，带着随从，在众目睽睽之中竟然消失得无影无踪了。

突然，一阵刺耳的声音传来，好像是警报声，紧接着门外一个急促的声音喊起来："可找到你们了！小茯苓，你们快回去吧！出去的时机到了！"

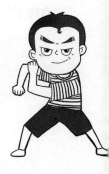

紧急撤离

　　宫殿里所有的人都离开了自己的座位，聚在一起，交头接耳地在讨论什么！表情看起来也是那么严肃！

　　"我们接到急报，你们出去的时刻马上要到了，你们快准备走吧！"红脸圆胖子看到他们，立刻走过去，推着小茯苓就往外走，嘴里还在念叨着，"错过这个机会，你们想走也走不了了！"

　　"我们能出去了！"突然到来的机会，让小茯苓又惊又喜。她盼望带着爸爸和小伙伴们出去，可终于盼到这个时刻了，心里却冒出一种感觉，她居然舍不得离开这些奇怪的人了，"我真舍不得你们！"

　　"你不是心里想，我再也不想回到这个鬼地方了！"红脸圆胖子虽然嘴里说笑着，但却偷偷地抹了一下眼泪。

　　"这不是你的世界，你走吧！你应该生活在自己的世界里。你出去之后，也会和我们永远在一起的，只是我们看不到彼此而已。好了，你再不走，错过了，就再也回不去了！"红脸圆胖子说着，只觉眼眶一热，他赶紧背过身子，不愿让大家看到自己流泪的样子。

"让我抱抱你吧！虽然你惹我生了很多气，不过你也帮了我们很多，谢谢你！"青脸人头一次对小茯苓这么温柔。

小茯苓投到青脸人怀里，抱了抱青脸人，他温柔的时候眉毛没拧到一起，眼睛也闪亮亮的，原来自己的肝也可以这么好看啊。

"出去之后别熬夜了，要不我脾气更大了！"青脸人柔声说。

"嗯嗯，一定！"小茯苓使劲点头。

"还有我！""也抱抱我！"白脸人和黑脸人都抱了抱小茯苓。

黄脸人在后面只是抹眼泪，说不出话来。

小茯苓还想说点什么，但一下哽咽住了。

"时间真的不多了，你们快准备准备，走吧！"君主提醒大家。

只听见那个刺耳的声音愈加尖锐起来，君主听到这个声音，瞪大了眼睛，对小茯苓说："到最后时刻了！快走吧！再不走，你们就走

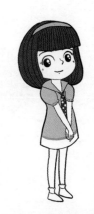

121

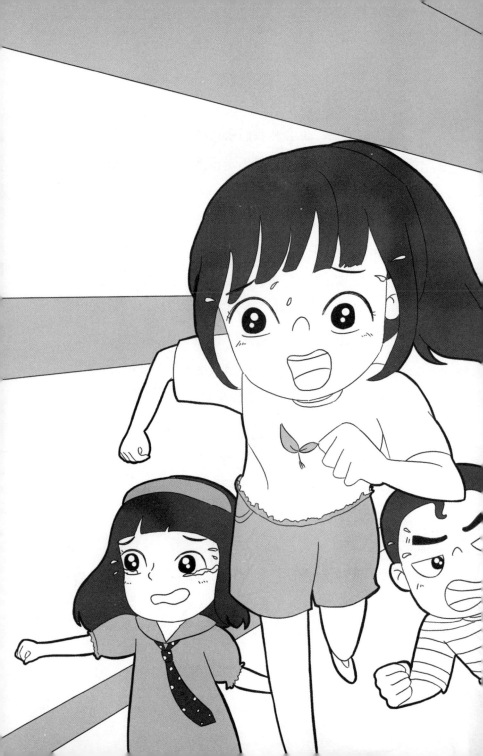

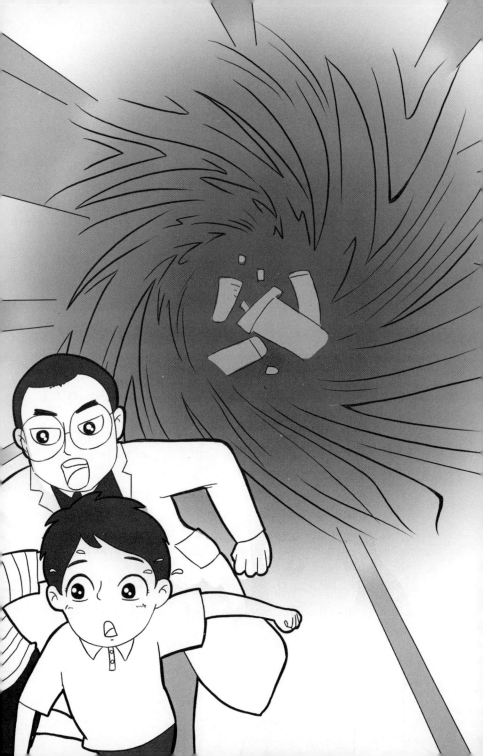

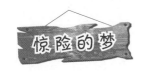

惊险的梦

不了了！"

爸爸带着孩子们跑到门口。令人惊奇的是，那道曾经把爸爸和伙伴们拦住的红漆大门突然消失了，大家一起跑了出去。

跑到了黑洞口，只见洞口的光闪得太快了，几乎连在一起，形成一个光圈，越来越耀眼，同时鸣叫声更加刺耳。小伙伴们有些害怕，不敢跑了。

"快冲出去！"爸爸喊起来，带孩子们准备往外冲。

但是，随着一声山崩地裂的巨响，黑洞和光圈却突然瞬间消失了，前方突然变成了一个深不见底的深渊。

"快停住！"爸爸着急地大喊。大家在深渊边一个急刹车，呆立在哪里，不知所措。

这时，隧道开始出现一道道裂缝，同时剧烈地摇晃起来。

"快往回跑！"爸爸大声地提醒小伙伴们，用力推开孩子们。小伙伴们急忙往宫殿方向跑去。隧道的裂缝不断增宽，地面开始向深渊崩塌，大家拼命地跑着。在最后面的爸爸突然感觉脚底一下踩空，伴随着一声惊叫，掉入了深渊。

"爸爸！！"小茯苓见状，哭喊着，就要返身冲进深渊救爸爸。

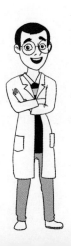

结尾

田小七死死地拽住了小茯苓，大声喊着："我们救不了爸爸了，来不及了，快跑吧！"说完，他和毛毛用力拉着小茯苓和林夏夏快速往门口跑去。

田小七和毛毛用力撞进大门，但突然出现的景象却令大家惊呆了，只见熟悉的神秘宫殿消失了，却出现了一个无比耀眼的世界，一望无垠的荒漠上，依次排列着六座巨大的塔，透射出一束束邪恶诡异的光芒。

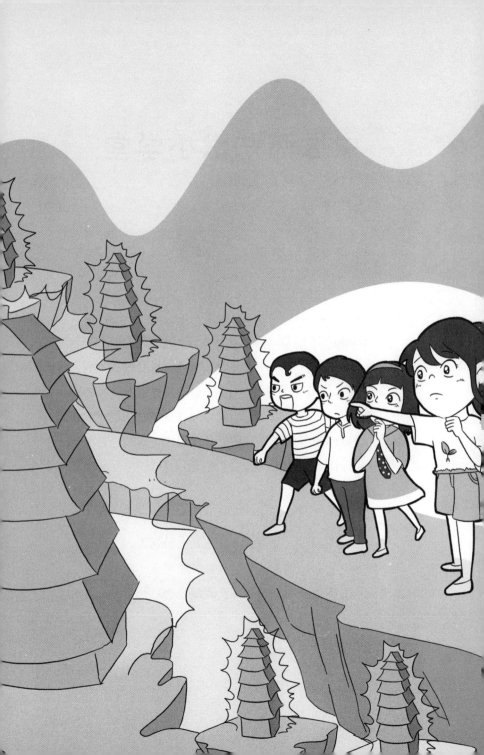

中医药知识小学堂

一、奇怪人的身世

心

是人体的君主,权力最大,因为心拥有一种神秘的力量,称为神,它能够控制人体所有的功能,所以心神统领着其他的脏腑。心神正常的时候,人体就会心情愉悦,心身健康。当心神失常,人就会失眠、心烦,同时身体的功能也出现混乱,感觉哪里都不舒服。所以自古以来,人们经常要修心养性来保持身体健康。

肝

肝是我们人体的血库,血给我们提供了营养,当人体哪个部位需要血时,肝就会立即输送血给那里,尤其是人体的眼睛,它和肝关系密切,一旦肝血减少,我们的眼睛就失去营养不能视物。长期熬夜用眼也会耗伤肝血,导致视力下降，视物模糊。肝喜欢自由自在，肝血充足时肝就很舒畅，肝血不足时肝气就旺盛，人体不仅会出现烦躁易怒、爱发脾气，还会欺负脾胃，导致消化能力减弱。

肾

人生长发育过程中有一个指挥所就是肾，肾里面有我们人体生长所需要的动力叫作肾精，肾精的变化产生了人体的生长壮老已。人体在发育过程中肾精不断充盛，当达到顶峰时就是人体最强壮的时候，当肾精慢慢减少人体就进入了衰老进程。如果在青少年时期肾精不足就会导致发育缓慢，如果在中年肾精不足，就会有早衰的表现，比如牙齿脱落、耳鸣、腰疼等。所以保护好自己的肾精可以延缓衰老。

肺

肺和我们的皮肤毛发是好搭档，皮肤是抵御外来入侵者的重要屏障，当肺的气力不足时，皮肤的抵抗力就会下降，出现经常感冒、容易出汗、怕冷等。肺和鼻子、咽喉、气管是相通的，所以感冒时，就会有咳嗽、咽痛、鼻塞流涕的表现。

脾胃

脾胃是一对好兄弟，常常一起工作一起休息，是为我们提供营养成分的大粮仓。人体出生后要通过饮食满足生命所需，从外界摄取的饮食物通过口进入胃里，胃像一个大袋囊每天接受食物；食物被加工成人体需要的样子还要运输到人体的每一个部位，这就是脾的工作了。他们两个互相帮助、互相配合才能完成饮食物的消化和吸收。他们兢兢业业，一天三顿饭都要辛勤劳动，所以暴饮暴食会加重他们的负担。脾胃损伤，就会食欲不振，还可能出现腹泻。饮食物不能化生为我们人体需要的营养，身体没有了营养，就会面色萎黄，没有力气。

二、可怕无形人的身世

痰有两种，一种是我们看得见的痰，就是随着咳嗽吐出的痰，或是咯出的痰；还有一种是在我们身体里的痰，无形不可见，但是会造成多种疾病，比如可能导致我们头晕、恶心，还可能导致我们的身体长出包块，如长在脖子上的包块。

三、侠士的身世

半夏

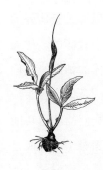

专门治痰，是痰的死对头，它快速出击、准确率高，可以化掉人体里的痰。但是半夏有毒，所以一般要经过特殊处理。半夏在使用时还要带个朋友——生姜，可以降低半夏的毒性。

藿香正气水

藿香正气水常用于夏天，但不是用于治疗高热中暑，而是治疗因为吹空调，或是淋雨后受寒，并且过食冷饮导致的呕吐、腹泻，有时还有怕冷、发热，这种情况常常在夏天发生，所以藿香正气水被作为暑季常备药。但藿香正气水里面含有酒精，味道比较辛辣。可以用藿香正气口服液代替，因为不含有酒精，口味和作用都更柔和一些。

四、了解我们神奇的小身体

　　人体是一个很有规律的整体，我们可以通过身体外的表现来了解身体内的情况，中医就是这样来看病的。比如通过观察我们的小舌头，可以洞察我们身体的情况。我们正常的舌是淡红色，舌苔薄薄的，可以看到舌体。舌头淡红色说明我们的血充足，薄白的舌苔说明我们的脾胃功能正常。如果舌苔厚了，说明我们身体里有积滞了，可能是由暴饮暴食导致的，也可能是因为体内产生了痰湿等；如果舌头边上有牙齿印，说明我们的脾可能累了，要让它休息一下了。

图书在版编目（CIP）数据

惊险的梦／朱姝著 . —北京：中国医药科技出版社，2018.7

（中医药世界探险故事）

ISBN 978-7-5214-0365-7

Ⅰ . ①惊… Ⅱ . ①朱… Ⅲ . ①中国医药学—少儿读物

Ⅳ . ① R2-49

中国版本图书馆 CIP 数据核字（2018）第 134754 号

美术编辑 陈君杞

版式设计 锋尚设计

出版 **中国健康传媒集团** ｜ 中国医药科技出版社

地址 北京市海淀区文慧园北路甲 22 号

邮编 100082

电话 发行：010-62227427 邮购：010-62236938

网址 www.cmstp.com

规格 880×1230mm $\frac{1}{32}$

印张 $4\frac{5}{8}$

字数 64 千字

版次 2018 年 7 月第 1 版

印次 2018 年 7 月第 1 次印刷

印刷 三河市百盛印装有限公司

经销 全国各地新华书店

书号 ISBN 978-7-5214-0365-7

定价 **19.80 元**